あなたのなかの
女神が目覚める
「まいにちアロマ」

曜日で楽しむ開運アロマレシピ

竹内よし子
Yoshiko Takeuchi

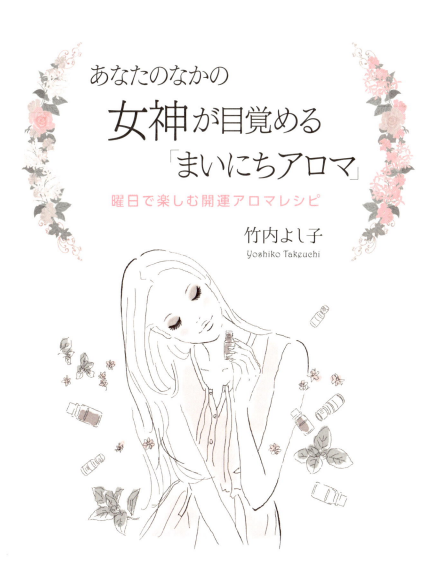

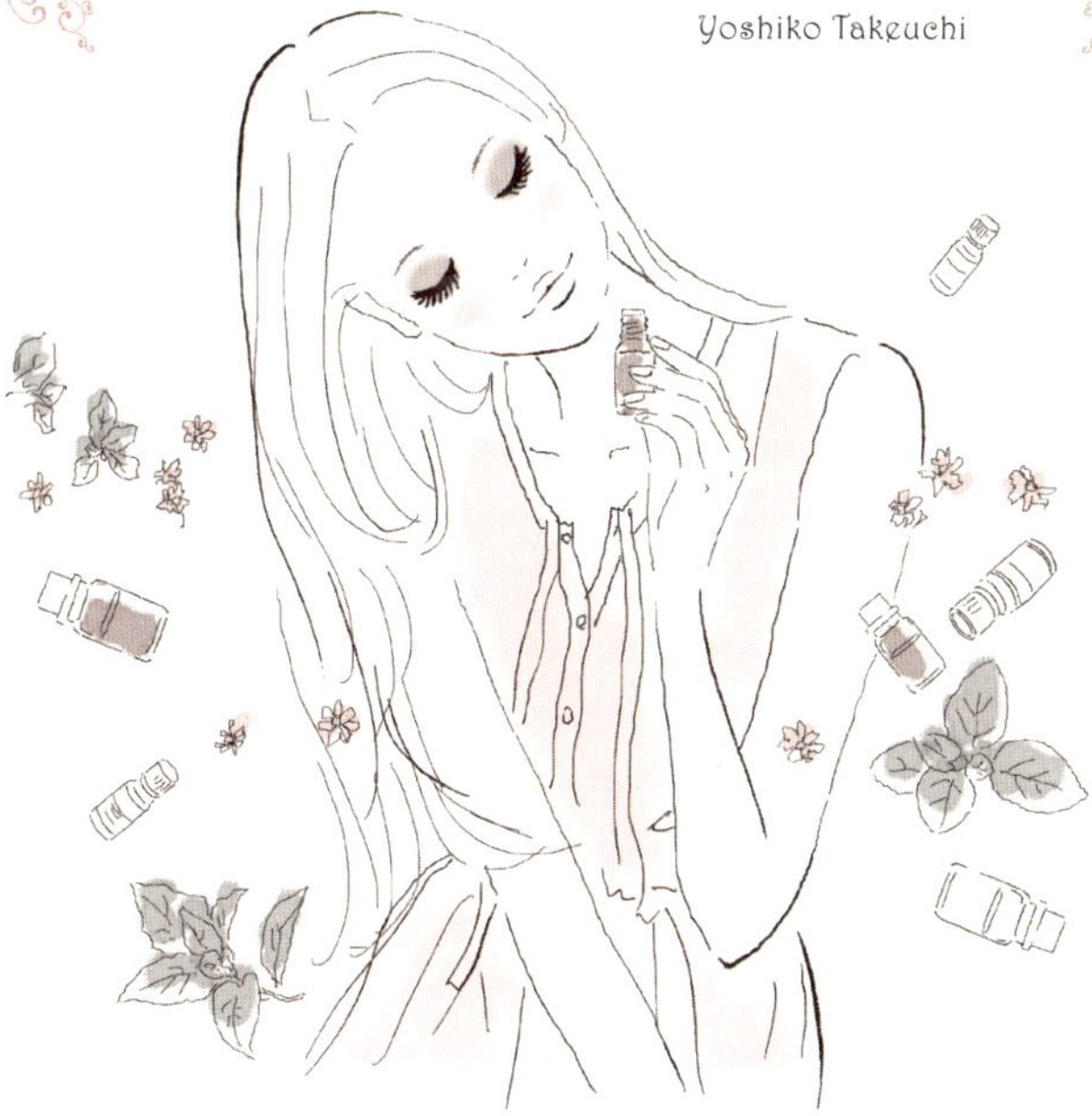

廣済堂出版

はじめに
アロマの本当のパワーを知ってください

本書を手に取っていただき、まことにありがとうございます！

わたしは、広島県広島市を中心にアロマテラピースクールやアロマヒーリングサロンを運営しております。

アロマの本当のパワーや叡智《えいち》をたくさんの方に知っていただけるよう、気軽に参加できる「アロマのお茶会」を年間80回ほど開催しており、たくさんの方々がご参加くださっています。

ありがたいことに全国各地に招致いただいておりますが、それだけ多くの方が自然療法に興味があり、アロマを用いて心身のバランスを取りたいと思っているということです。

「アロマを使ったら、こんな素晴らしい癒しが起きた！」という体験談をうかがうたび、「伝えて本当によかった！」と心から思わずにはいられません。

わたしは7年間ＯＬとして勤め、結婚をして３人の息子を持ち、18年間の子育て経験があります。

女性はライフサイクルがどんどん変化しますよね。

忙しさから、心身のバランスを取ることが難しいこともたくさんあります。

そんな時にも**アロマは、パワフルに身体や感情を整えてくれる力があります。**

本書では、アロマがまったく初めての方も、光り輝いてあなたらしく生きてい

はじめに

アロマの本当のパワーを知ってください

く手段として日常で気軽に取り入れていただけるよう、具体的な使い方もシェアしていきたいと思います。

また、エネルギーとしてアロマを取り入れることも外せない大切な要素ですので、スピリチュアルな側面からもお伝えしたいと思います。

100パーセント天然のアロマのことを「エッセンシャルオイル」（＝精油）といいます。

本書に出てくる香りは、すべて100パーセント天然のアロマである「エッセンシャルオイル」を指していますが、みなさまになじみのある言葉で「アロマ」と短く表記させていただきます。

また、一般に店頭で市販されているアロマは直接塗布することや飲用ができませんが、わたしが普段使用しているアロマは品質が大変高いもので、化粧品や食品添加物として販売されているものです。

お手持ちのアロマメーカーの指示に従って、ご使用いただくようお願いいたします。(※)

これからの時代、女性一人ひとりが自分らしく生き生きと輝いて、女神のように生きていくことは、とても大切なこと。

より自分らしく、豊かに楽しんで生きていけるよう、アロマからサポートを受けて、今まで知らなかったアロマの本当のパワーを知ってください！

さあ、香りあふれる、こころ豊かな時間のはじまりです。

ご一緒に香りとヒーリングの世界の探求を楽しみましょう！

はじめに

アロマの本当のパワーを知ってください

※グレードの高い（植物の恵みを損なわず、その植物の持つパワーを最大限に活かせるように採取された１００パーセント純粋なエッセンシャルオイル）製品で化粧品として販売されているアロマでしたら直接塗布が可能ですし、食品添加物として販売されているアロマでしたら飲み物やお料理に使うことが可能です。お手持ちのメーカーによりキャリアオイル（植物オイル）で薄めてから使わないといけない、また飲用不可のものもありますので、メーカーの指示に従って安全にお使いください。また柑橘系オイルは塗布後、直射日光に当たらない方がよいものがあります。こちらに関してもお手持ちのメーカーの指示に従ってください。

目次

あなたのなかの女神が目覚める「まいにちアロマ」

CONTENTS

目次

第2章 お仕事女子のための「デイリー魔法アロマ」 43

CONTENTS
目次

第5章 好きな香り、ニガテな香りにも意味がある

CONTENTS

目次

第1章
においがニガテなわたしがアロマテラピーにたどり着いた！

においはニガテのはずだったのに……

わたしは子供のころから、「におい」にとても敏感でした。
父の車に乗ると、タバコのにおいと車用の芳香剤の香りが混ざって気分が悪くなることが度々あり、車に乗ることがとても嫌でした。
「遠出をするよ」と言われると、いつも気が滅入りました。

そのうち、少し大きくなったわたしは車に乗りたくないがゆえに、一人で留守番をするようになりました。車に乗って気分が悪くなるより、留守番をする方がよっぽどよかったからです。

今でも芳香剤や柔軟剤はまったく使用しませんし、デパートの化粧品売り場や、スーパーの洗剤売り場はニガテで、息を止めてダッシュで通りすぎます（笑）。

おしゃれをしたい女子大生だったころ、わたしたちの間では香水が流行《はや》りましたが、大学で授業を受けていても、友人から香水の香りがすると、そっとハンカチで鼻を押さえる始末でした。

鼻が痛く感じてしまうのです。

「この香りがいいのよ～」という話題には乗れず、綺麗でおしゃれなビンに入っている香水が使えない自分に、ちょっと残念な思いもしました。

今となっては、「なぜこんなににおいがニガテなのか」が理解できますが、その当時は「自分はにおいの強いものがニガテなんだ。残念～!」というくらいにしか、とらえられていませんでした。

そんな「においがニガテ」なわたしが、それを仕事にする日がくるなんて、少しも予想だにしない出来事が、今起きています。

正直、自分が一番びっくりです(笑)。

この理由は、１００パーセントオーガニックなアロマを使い始めた少し後になってから、知ることとなりました。

香水や柔軟剤の香りで気分が悪くなるのはなぜ？

現在、消費者センターに届く相談で「隣のお宅の洗濯物の香りで気分が悪くなった」という内容が後を絶たないそうです。

今では、「香害《こうがい》」という言葉もできたほど。

「香りの害」とは驚きです。


それだけ世の中には、いわゆる「いい香り」といわれる商品を求めている人と、それを気持ちよく思えない人が混在しているということになります。

きっとみなさまの中にも、他人のつけている香水や柔軟剤の香りで気分を悪くされた経験をお持ちの方がいると思います。

これらはすべて、「合成香料」といわれる石油から作られた化学物質です。

人間は動物ですから、本物の自然のお花や果物の香りは心地よく感じますが、石油から作られている合成香料は脳への神経伝達がうまくいかず、頭痛や吐き気を引き起こす可能性があります。

アロマを仕事にするまでは、そのことを何も知りませんでした。

化粧品や洗剤、芳香剤、柔軟剤、ヘアケア用品、住居用洗剤などは、合成香料が使ってあるものがほとんどです。今はにおいのないものを探す方が難しいくらいです。

たかが「香料」と思われているかもしれませんが、エッセンシャルオイルを研究している化学者や博士によると、「合成香料」は「毒素のひとつ」だということです。

だから、気分が悪くなるのも当たり前。
わたしの鼻はおかしくなかったんだ！　と思う次第です（笑）。

「天然の香り」の心地よさ

天然１００パーセントのアロマに出会った時には、それはそれは衝撃が走りました！

この痛すぎるくらい敏感な鼻を持つわたしが、全然嫌な感じがせず、気分も悪くならない。いい感じしかしないのです。


レモン精油はレモンを切った時のフレッシュな香り。

オレンジ精油は皮をむいた時の甘く美味しそうな香り。

そして、ラベンダー精油は植えてあるお花を触った時とまったく同じ香りだったのです。


店頭で販売されているアロマの小ビンを手に取り、恐る恐るかいでみた香りとは印象がまったく違っていました。

「今までかいでいたアロマは、自然の本物の香りではなかったんだ……」

衝撃でした。


人間の嗅覚は本当にすごいです！

動物としての本能の感覚が強い人ほど、違いがよくわかるのかもしれません。

もし、あなたが店頭に置いてあるアロマの小ビンをかいだ時に、その香りが好ましくなかった場合は、その感覚を信頼してください。

残念ですが、それは天然１００パーセント本物のアロマではないかもしれません。

アロマを使うと、直感力がアップする！

突然ですが、ご自分のにおいの感度に自信はありますか？

ドラマで、探偵さんが「あいつは、どうもくさいな」と、つぶやいていることがあります。

これは、「どうも怪しい感じがする」ということを、「におい」として表現していますが、本当に、においがしてくるわけではありません。

「胡散《うさん》臭い」や、「きな臭い」と表現することも、胸騒ぎや直感の知らせとして「においい」にたとえています。

それだけ、人間の五感のひとつである嗅覚が鋭敏であることは、「直感が冴《さ》えている」ということになります。

においをかぐと、まず眉間《みけん》の奥にある「嗅細胞《きゅうさいぼう》」で香りを受容し、「嗅球《きゅうきゅう》」を経て本能をつかさどる「大脳辺縁系《だいのうへんえんけい》」（原始脳ともいわれます）へ伝わるのですが、その嗅球が「第3の目」といわれる直感をつかさどる場所と重なっています。

嗅覚がスピリチュアルな感覚器官だといわれるゆえんです。

自然の本物の香りをかいでいくことで、この「第3の目」を刺激し、直感力をアップしていくことが可能です。

実際に、わたしもアロマを使っていくと直感力がアップし、自分に必要なものと、そうでないものが感覚でわかるようになりましたし、サロンにご来店されるクライアントさんのエネルギー状態がわかるようになっていきました。

情報過多な世の中で、自分に必要なものが何かわからなくなり、迷っている方がたくさんいらっしゃいます。

友人が「コレは、いいよ！」と言うものでも、自分には必要ない場合もあります。

直感で自分に必要なものを見極めていくことは、とても重要なことです。

あなたも自然の香りで、動物的本能である「直感力」を磨いていきませんか？

世の中には、「直感力」を磨くための様々な方法がありますが、100パーセント天然のアロマを使用するだけで、それも簡単に可能となります!

ある日突然、小さな息子たちに言われたこと

今から10年ほど前、まだわたしがアロマと出会う前の話です。

当時4歳だった息子と自宅で話をしていました。

たしか、たわいのない保育園での出来事を聞いていたと思うのですが、息子は話しているわたしの目を見ないで、チラチラとわたしの後ろばかりを見ながら話します。


不思議に思ったわたしは、息子に聞きました。

「ママの後ろに何かある〜?」

そう言いながら、自分の後ろを振り返って確認しました。当然、わたしの後ろには何もありません（笑）。

すると、息子は驚愕《きょうがく》するような話を始めました！

「ママの後ろに神さまがいるでしょ？　神さまがママの後ろから離れそうになったから、ママと一緒になってくださいって言ったんだよ。そしたら、神さまとママが合体した」

……ひえ〜〜〜!!　わたし、何かと合体した??　らしい……。

と内心、一人で大騒ぎ。

今、思い出しても、心臓がすごくドキドキしますが、わたしが動揺する姿を見せたら、続きを話してくれなくなると思いましたので、一生懸命に平静を装いました。

誰の後ろにも必ず守ってくれる存在がいて、息子はその存在のことを「神さま」と表現していましたが、わたしは「守護霊」「守護天使」のことだと理解しました。

こういうことを一見怪しい霊能者に言われるより、何も知識を持っていない自分の息子に言われる方が説得力があります。

……もしかして、オーラも見えるのかも?……と思ったわたしは、

「ママのまわりに色が見える?」

と聞いてみました。

「うん。見えるよ。黄色とピンク」

当然ですが、さも当たり前のように言います。

……この子は生まれてからずっと神さまやオーラが見えているんだ。自分にとっては特別なことではないから、特に言わなかっただけなんだ……ということ

に気づきました。

みなさまもお子さんがいる方や、これから出産される予定の方はぜひ、お子さんがお話しできる年齢になったら聞いてみてください。

本人にとっては見えるのが当たり前のことなので、聞かないと教えてくれません（しかも大きくなるにつれて自分が話したことでさえ、どんどん忘れていってしまいますので、記録することをお忘れなく）。

4歳になると、だいぶお話しすることが上手になりますが、まだまだ文章として説明することは未熟なため、今までに本で読んだことのあるスピリチュアルな知識を思い出して、一つひとつ質問しながら検証していきました。

そのころ、「オーラの泉」というテレビ番組（テレビ朝日）で、江原啓之さんと美輪明宏さんがゲストである芸能人のオーラや過去世をリーディングするという番組がゴールデンタイムで放送され、スピリチュアルがメジャーになってきていました。

その番組を一緒に見て、江原さんがゲストのオーラを鑑定する前に息子がオーラの色を先に言ったり、江原さんや美輪さんのオーラの色を言うようなことをしていました。

保育園でも、お友達のオーラを見て調子が悪いことがわかると先生に伝え、体温を測ってみると熱がある、ということがあったようです。

そのうち、園長先生までオーラの色を聞きにくるようになり、保育園でもちょっとしたブームになっていたようです（笑）。

わたしの子供のころのスピリチュアル体験

ある日、息子がお友達はオーラが見えていないということを知って、保育園から帰ってきた時にはとてもショックを受けたようでした。

「みんなは、見えないんだって……」と困惑したような顔をしていました。

「オーラが見えるというのは、君の得意なことなんだよ。鉄棒が得意なお友達や、ブロックを作るのが得意なお友達もいるでしょう？　それと同じなの」と話しました。

すると、「ふ〜ん、そっか！」と納得した様子で遊びに行ってしまいました。

その瞬間に、はっと思い出したことがありました。

子育てをしていると、自分の子供のころの記憶がふとよみがえることがあります。


わたしが小学生のころ、お風呂につかっていると、光の玉が飛んできて、いつもその光の玉と交流をしていました。

その光の玉は、わたしの質問にＹＥＳの時には赤、ＮＯの時には青に光って答えてくれるのです。

その玉と、わたしは仲良しで、いつも質問をしながら交流をしていました。

でも、それはお風呂タイム限定で行えたことでした。

そのことを、ある日、両親に話すと「そんなことは人に言わない方がいいよ」と言われました。両親は、わたしが周囲から「変な子だ」と思われないように配慮して言った一言だったと思いますが、わたしはそれ以来、「こういう話は、誰にも言わない方がいいんだ」と思い、言わなくなりました。

そのうち、このことはなんとなく忘れてしまっていたのです。

小さな子供は、両親に聞いてもらえない、受け入れてもらえない話は自分の中だけで処理してしまいます。

その他にも、子供のころに体験していた不思議なことを、徐々に思い出していきました。

最近の子供たちは、目に見えない世界を体感している子が増えているといわれています。

ぜひご両親には、お子さんの言うことを丸ごと受け入れてあげてほしいと思います。

そんな心の余裕を持つことも、アロマがサポートしてくれます！

次の章で具体的な使い方の説明をしていきますね。

心の目で見て、感じ取る

初めて自分の子供が「普通は見えない世界」が見えるということに気がついた

のは、次男が最初ですが、実は長男も三男もそれぞれに見えていたり感じていました。

長男は、虫や樹と会話をしていましたし、おじさんこびと（笑）を見ることもありました。三男も、おじさんこびとを見たり、天使やドラゴンとも交流をしていました。

ある日、保育園からの帰り、車の中で三男と話をしていた時です。

「ママも君のように天使やドラゴンが見たいなー！」と言うと、自分の目を指さしながら、「ママは、この目で見ようとするでしょ？」「でも、この目では見えないんだよ。こころの目で見なきゃ」と話しながら、自分のハートを指さして教えてくれました。

もっと具体的に方法を聞いてみると、肉体の目はぼんやりとさせておき、ハートに目があるようなイメージで見るのだそうです。

そういえば、映画『スター・ウォーズ』のワンシーンで、「目でみることがかえって邪魔になることがある。感じるのだ！」というような言葉がありましたね。香港映画で有名なブルース・リーも劇中で、「考えるな、感じろ！」と言っています。

わたしたちは普段から思考過多で生きていて、すべてを頭で解決しようとし、感じることをしていない場合が多くあります。

わたしのサロンにご来店されるクライアントさんも、「自分が何が好きで、本当は何をして生きていきたいかがわからない」とおっしゃる方が多いです。

本当の答えは自分のハートで感じることでしか見つかりません。

「わたし、何がやりたい？」
「わたし、どこに行きたい？」
と、いつも自分に聞いてあげてください。
そして、素直に湧き上がる感覚を感じてあげてください。

アロマは、五感のひとつである嗅覚を使って感じるものです。
「感じ取る」ことを助けてくれます。

人間の能力というのは、どんな能力でも使えば使うほど磨かれていき、使わないと衰えていきます。

アロマを使っていると、自然と直感力、感覚が鋭くなっていきます。

アロマを使うと、オーラがキラキラになる

今から約９年前。

ある建築家の方と偶然知り合い、自宅兼サロンを設計していただきました。

偶然、わたしが高品質な（植物の恵みを損なわず、その植物の持つパワーを最大限に活かせるように採取された１００パーセント純粋なエッセンシャルオイル）アロマと出会ったタイミングと重なります。

まさに「引き寄せの法則」のように、アロマテラピーを行うためのすべてが整っていきました。

広島県産材で作った樹の家。ここに来てくださっただけで浄化されるような場にしたいと思っていました。

「場」が整ったことで、施術やアロマ講座を開講することが可能になり、セッションや講座をスタートしました。

ある日のクライアントさんは、「レインドロップ」という、背骨へエッセンシャルオイルを落として感情解放や免疫をサポートする自然療法を受けにご来店されました。

たまたま、その日は保育園がお休みで家にいた息子が、クライアントさんが帰られた後、「さっきのお姉さん、オイルでオーラがキラキラになったね―！　よかったね！」と言いました。

「うちに来た時には、オーラが茶色かったよ。だけど帰る時には、キラキラになってた！　虹色になってたよ！」と。

それからは、クライアントさんがご来店される時には息子に、さりげなくオーラの様子を見てもらうことにしました。

セッション後に聞いてみると、毎回、「虹色になってたよ！」「あのお姉さんは、背中の羽が大きかった！」などと教えてくれるようになりました。

100パーセントオーガニックアロマは、高い周波数を放っています。

これは科学的な測定を行い、判明していることです。

ちなみに、香りを一定化させるために化学物質で作られた合成香料が加えられているアロマの周波数を測定してみると、ほぼ0（ゼロ）だそうです。

健康な人間が放っている周波数よりも、何倍も高い周波数を持っているアロマを使うからこそ、その高い周波数に肉体やエネルギー体が共振して、オーラが虹色に輝くのです。

見えない不思議な世界の話だと思われがちですが、極めて科学的なことなのです。

エッセンシャルオイルは、高波動!

世の中に存在するものは、すべて波動を放っています。人もものも……。

先ほど周波数の話をしましたが、周波数と波動というのは、どちらも「振動」のことです。1秒間に何回振動をしているかで周波数は表されますが、振動数(ヘルツ)が多いものの方が「波動が高い」ということになります。

これは思考や感情、身体においても同じです。高い思考レベルの人や、幸せに生きている人、身体が健康な人は、高い波動を放っています。

そして、世の中はすべて、同じ波動のものが引き寄せられてコミュニティを作っている、というシンプルな仕組みとなっています。

１００パーセント天然、純粋なアロマは、健康な人の持つ波動よりももっと高い振動数を持っていますので、使うことによって振動の共振が起き、高いレベルに引き上げられていきます。

次の章では日常でアロマを使って、波動をアップさせていく方法をご紹介します。

毎日、魔法を使うようにアロマを取り入れてみてください！

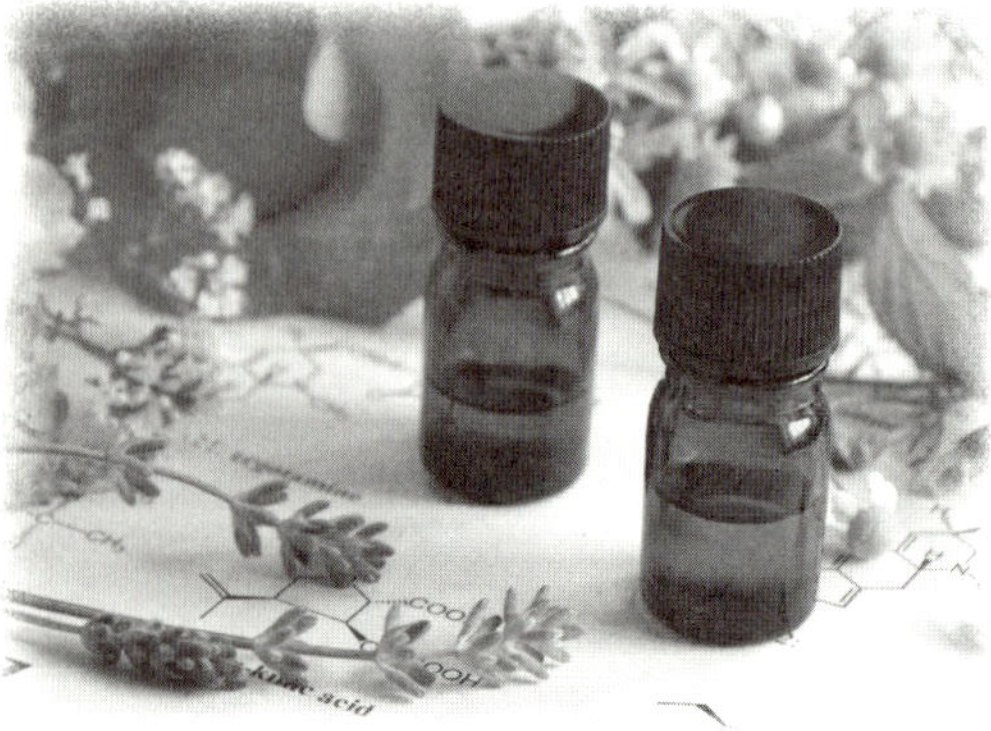

第2章

お仕事女子のための「デイリー魔法アロマ」

それぞれの曜日が持つエネルギーとアロマ

曜日には、その曜日ごとのエネルギーがあります。

曜日の名前は、ただ単についているのではないのです。


月火水木金土日……。

これは、つき、ひ、みず、き、きん、つち、にち。

元素（エレメント）や惑星とも深い関わりがあり、持っているエネルギーの質、エネルギーの拡大や収縮なども、それぞれの曜日で特徴があります。

それぞれの特徴を意識して過ごしていただくと、様々なことがスムーズに進みます。

◆月曜日の魔法アロマ

週初めなので、ガツガツ仕事に取りかかりそうなイメージですが、**月曜日は「月《つき》」のエネルギーを持っていて、実はふんわりとした女性的な曜日**です。女性性のエネルギーは「優しさ」「受け入れること」を表し、感情に深くフォーカスします。

8時

月曜日は月の女神のイメージで、女性らしいふんわりとしたイメージが吉。まとう香りはすべてを包み込んでくれるような**ラベンダー**。ハンカチにちょっとつけて、ポケットに忍ばせて。

仕事中にストレスを感じたら、ハンカチにつけた香りを吸い込もうっと。気持ちを落ち着けてくれ、リラックス～♪

20時

夜はお家でのんびりお風呂タイム。

今日はパソコン作業をしていたので肩が凝っているから、筋肉を緩めてくれる**マージョラム**を大さじ2の重曹に5～6滴落とし、バスタブの中へ。ラベンダーと1対1の割合でブレンドしてもGOOD。

う～ん、身体も心も緩《ゆる》むなぁ。明日から一週間、お仕事がんばろう！

★月曜日の香りレッスン

ラベンダーは一言で言うと万能アロマ。何を使ったらいいか迷ったら、ラベンダーを選択すれば間違いないというくらい。

ラベンダーは細胞の修復作用があり、傷口に直接垂らして使ってもいいですし、火傷《やけど》や日焼けしたお肌対策にも有効です（※）。またラベンダーという名前の語源はラテン語の「洗う」という意味からきています。こだわりやネガティブな感情も洗い流してくれます。

※ラベンダーは原液塗布可能なオイルですが、メーカーの指示に従ってください。

マージョラムは、身体も心も温めてくれる香り。
凝っていて筋肉を緩めたい時や傷ついたハートを癒したい時にもおススメです。
また、マージョラムは「自分自身へと戻してくれる」香り。
自分らしくありたい時には、マージョラムが手伝ってくれます。

◆火曜日の魔法アロマ

火曜日は、「火のエネルギー」を持っています。
火のパワーを使って積極的に動くことや、勝負に出ることをサポートします。
何かチャレンジしたいことがある時は、火曜日に実行！

11時

今から仕事のクライアントのオフィスへ。
新しい企画を考えてきたので、今日はそのプレゼンの日。

さあ！　情熱を持って、提案します！

熱い気持ちが伝わるように、スパイシーな**シナモン**のパワーを。

シナモンが入ったアップルパイを小腹に入れて、情熱を高めてから出発！

シナモンスティックでコーヒーをかきまわして飲んでも美味しい。


「新しいこの企画はどうでしょうか？」

「ＯＫ！」

やったー!!

20時30分
今日はお仕事でがんばったので、アロマキャンドルをともして、火をじっと見つめてみる。炎のゆらぎが自然とリラックスを誘います。
炎のゆらぎは、自然界の持つ「Ｆ分の１ゆらぎ」と言い、心を静かに落ち着けてくれる。

火曜日に使うアロマキャンドルにおススメの香りは、**ジャスミン**や**レモングラス**、**イランイラン**など。

★火曜日の香りレッスン

シナモンはスパイスの香り。おへその下の丹田《たんでん》にある第2チャクラ（チャクラとは体に存在するエネルギーの出入り口のこと。詳しくは136ページをご参照ください）を活性化し、腹を決めて行動していくことをサポートしてくれます。

殺菌力がとても強いので、シナモンを使って作るお菓子やお茶を飲むことで体内の殺菌を助けます。また、お部屋にディフューザーで拡散させるとお部屋全体の殺菌になりますので、風邪の季節やカビ対策にもおススメです。

ジャスミン、**レモングラス**、**イランイラン**はどれも火のパワーを持つ香り。

地球上すべてのものは陰と陽のどちらかの性質を持ちますが、香りも同様で、火のパワーを持つものは「陽」のエネルギーになります。

◆水曜日の魔法アロマ

水曜日は、「水のエネルギー」を持っています。

水に関すること、例えば、海や川の近く、噴水のある場所へ行き、エネルギーを取り入れてみましょう。温泉やスパ、プールに行くことも吉。

穏やかに人とコミュニケーションを取ったり、情報を収集することがうまくいく曜日です。

9時30分

水曜日のコミュニケーションエナジーを生かすために、サポートアロマに**ユーカリ**を使おう。オフィスで乾燥対策のためにつけているマスクへ1滴。キャリアオイルで薄めて、喉の上から塗ってもOK。

今から携わっているプロジェクトの会議。話し合いがスムーズに進んでいくように、ユーカリエナジーで気持ちが上手く伝わればいいな。

12時

今日のランチは公園で。
水のエネルギーを取り入れることを意識して、噴水の近くに座ろう！
食後には**ペパーミント**の香りをかいで、気持ちをリフレッシュ。
さて、午後からの仕事もがんばろうっと。

★水曜日の香りレッスン

ユーカリは喉にある第5チャクラを活性化して、自分の思いを上手に伝える、自己表現することをサポートしてくれます。先生や講師、歌手など、声を使って伝える職業の方には特におススメです。
また、マスクにつけたり、キャリアオイルで薄めて胸に塗布したり、風邪や気管支の症状がある時には便利なアロマです。

ペパーミントはあらゆる痛み、炎症の緩和に使用できる香りです。肩こり、腰痛、頭痛、吐き気、関節痛の緩和に。また熱を下げるパワーがあります。

直接塗布が可能なグレードの高いアロマでしたら、1〜2滴手に取り、患部へ塗布して使用できます。

思考過多で、頭でっかちになっている人、悩みぐせのある人にはペパーミントを使った頭皮マッサージがおススメです。

重いエネルギーをペパーミントが解放してくれます。

◆木曜日の魔法アロマ

木曜日は、樹が枝葉を伸ばすように拡大するエネルギーを持っています。

ご自分のポテンシャルを発揮できることを学んだり、人脈を広げるのにおススメの曜日です。

また、外国や宗教とも縁の深い日ですので、海外の本を読んだり、教会に行くのもラッキーアクションです。

9時
木曜日の持つ拡大するエネルギーを取り入れるために**ヒノキ、パイン（松）**や**ツガ**などの樹の香りを。

1～2滴手に取り、膝や足裏、首の後ろへ塗布し、自分が地面に根をしっかりと張った1本の樹になるイメージをしてから、一日をスタート。爽やかな樹の香りで気持ちもすっきりし、「ぶれない」軸を作ります。

18時
仕事終わりには、本屋さんへ直行。

いつか行ってみたい海外の写真集を手に入れて気持ちを盛り上げ、英会話のお勉強！　頭にしっかりと入ってくるよう**ローズマリー**や**レモン**をディフューズしながら英語のフレーズを覚えるぞ～！

★木曜日の香りレッスン

ヒノキ、**パイン（松）**、**ツガ**など樹の香りは浄化力が強く、山の中にいるようなすっきりとしたエネルギーに変換します。また樹のように「ぶれない」軸を作ることを助けます。

樹の香りを使ったイメージワークとして、「ご自分の身体の中に太い幹が通っていて、足裏からは根っこが伸び、大地にしっかりと根づいている。腕や頭頂からは枝がどんどん伸びて広がっている」というイメージをしてあげると、樹のよ

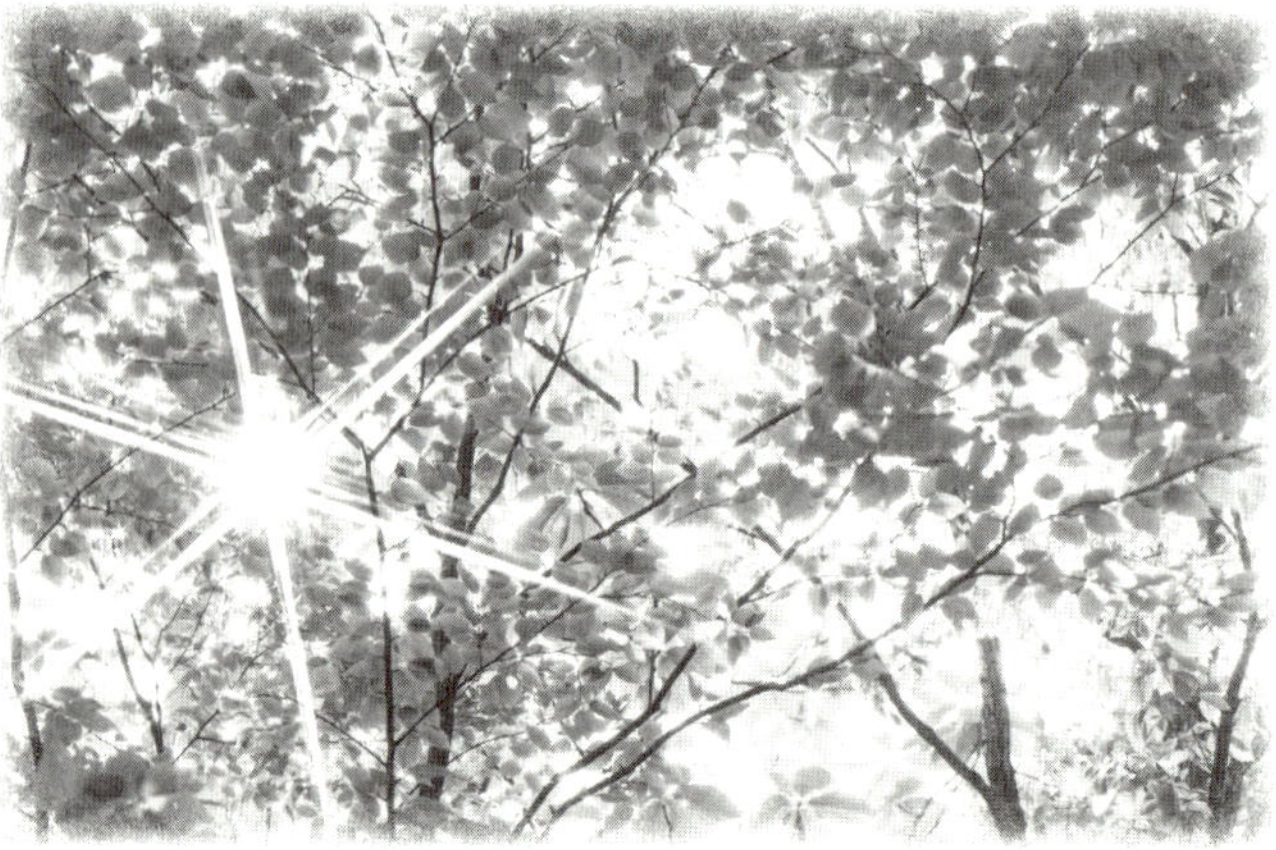

うなぶれない軸を作ること、物事が拡大していくエネルギーを自分へ取り入れることができます。


ローズマリーや**レモン**は記憶力をアップしてくれます。

お部屋に香らせながら勉強をすると、記憶の海馬《かいば》にしっかりと残ります。

テストや試験がある人は、当日の朝に同じ香りをかいでから試験会場へ向かってください。覚えた記憶を引き出すことができます。

◆金曜日の魔法アロマ

金曜日は、社交性やあなたの魅力を発揮しやすい曜日。

普段はあまり行かないようなホテルなど、リッチな感覚が味わえる魅力的な場所で、エステや食事、音楽、アロマトリートメントなどの五感が喜ぶような体験をすることが吉。

人気運や金運につながっていきます。

18時

違う部署の彼と、新しいプロジェクトの打ち合わせ。食事に誘われたので、新しく完成したホテルの最上階のイタリアンを予約。

実は、前から気になっていた人なのでうれしい♥

ハートをオープンにして、自分の魅力が最大限に発揮できるようリッチな**ローズ**の香りを1滴、胸元へつけてから出かけよう。

仕事の打ち合わせもだけど、彼との進展があるといいな♪

★金曜日の香りレッスン

ローズや**ジャスミン**、**イランイラン**などのお花から抽出したアロマは「ハートをオープン」にしてくれるので、あまり話したことのない人や、これから仲を深めていきたい人とコミュニケーションを取る時にもお役立ちです。

特にローズは金星（ヴィーナス）との関わりが強く、女性ホルモンを活発にしてくれます。綺麗で魅力的になりたい人や豊かさがほしい人にはマストな香りです。

◆土曜日の魔法アロマ

土曜日は、収縮するエネルギー。**自分の内側に意識を向けて内観したり、コンディションの調整や、自己浄化するのによい曜日**です。断捨離もおススメ。ダイエットも結果が出やすいので、プチ断食をするのもよいです。

8時

朝食の代わりに果物と野菜でスムージーを作って、そこへ**レモン**を1滴。香りのよいデトックススムージーの完成。体内から様々なエネルギーや化学物質を浄化して、美しく！

13時

ヨガ教室へ。ヨガにもいろいろなタイプがあるけれど、ここはゆっくり自分と向き合う瞑想系のヨガへ。**サンダルウッド**を塗布して、呼吸を意識したエクササイズを。

一週間の忙しかった思考までデトックス！

★土曜日の香りレッスン

レモンは体内に入れた添加物などの化学物質のデトックスと、白血球の働きをサポートし、免疫力をサポートしてくれます。食品添加物として販売されているアロマでしたら、スムージーだけでなく、紅茶や焼酎、ビールに加えて飲んでも美味しいです。また、ゼリーやチーズケーキなどのスイーツ作りに使用すると香りがよくなり、味がグンとアップします。

サンダルウッドは白檀《びゃくだん》とも呼ばれ、お寺のお線香によく使われている香りです。煩悩を打ち払い、浄化を助けます。

アロマカウンセリングでは「罪悪感」を解放する香りとしても使います。

自分の内面と向き合いたい時や瞑想時にもおススメです。

◆日曜日の魔法アロマ

日曜日は、太陽のエネルギーを持っています。

早起きをして窓を開け、太陽のエネルギーをお部屋へ招き入れましょう。

輝く太陽のパワーを取り入れられるよう、アロマはフルーツの香りがおススメ。

フルーツは太陽の光をたくさん浴びていますから♪

10時

ひと通り、お部屋を整え、お掃除が済んだら、**グレープフルーツ**の香りを玄関へディフューズ。

フレッシュな香りに、なんだか元気が湧いてくる！

さて、今日はどこにお散歩に行ってみようかな？

★日曜日の香りレッスン

グレープフルーツの香りは、気持ちを明るく爽やかにしてくれます。やる気を起こしてくれ、行動力を促します。

また、太陽のような自信をくれる香りですので、自信がほしい時には第3チャクラ（胃のあたり）へ塗布するのもおススメです。謙虚すぎる日本人には積極的に使ってもらいたい香りのひとつです。

CHAPTER 2
お仕事女子のための「デイリー魔法アロマ」

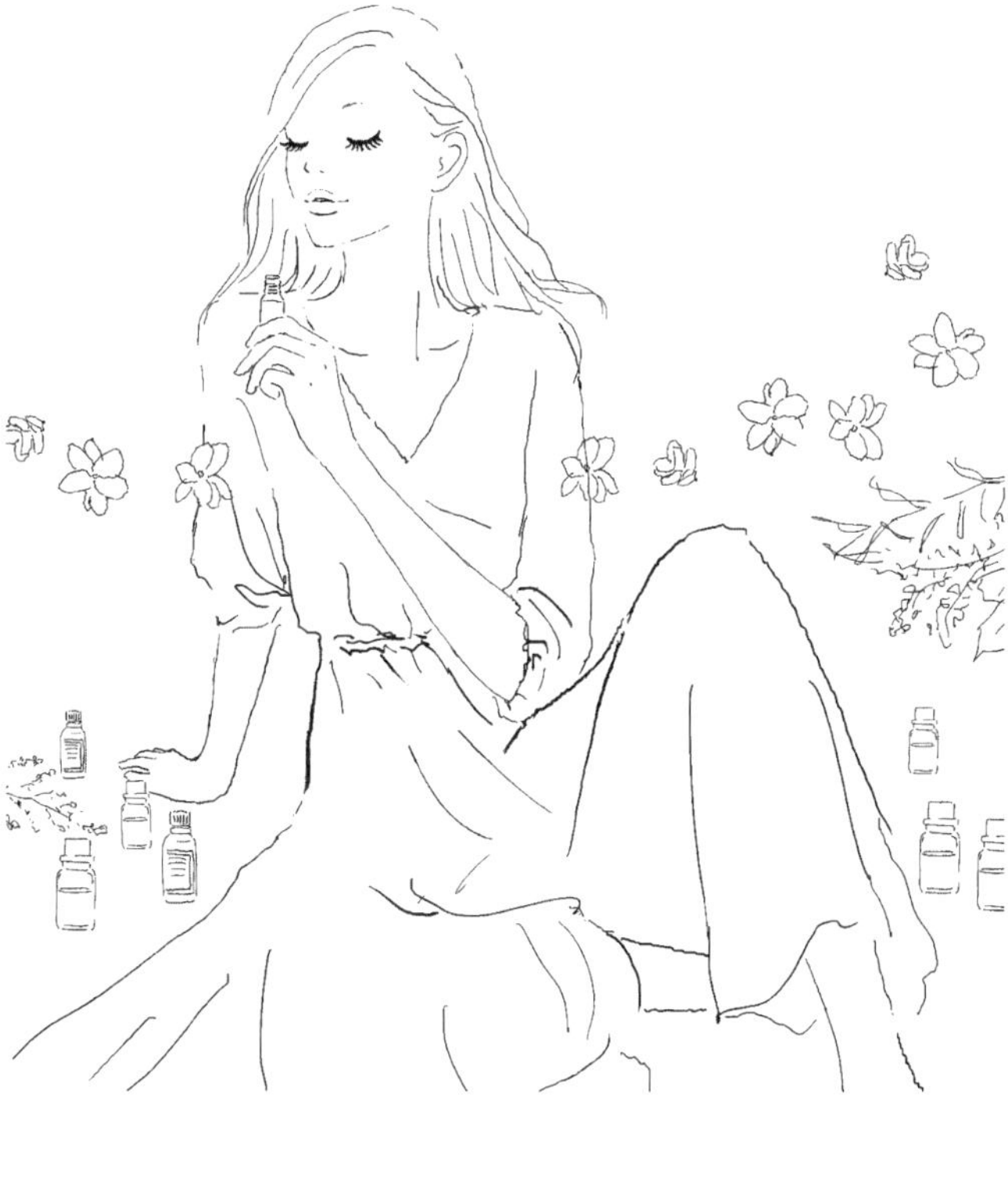

第3章

子育てママのための「デイリー魔法アロマ」

子育ては、ある意味、気力体力勝負！　かわいい♥という気持ちだけでは、到底できませんよね。

ママがいつも穏やかな気持ちで、身体も心も元気でいることが、どれだけ家族の元気の源になることでしょう！

アロマは旧約聖書の時代や古代エジプト時代から、薬として、また身体や部屋を浄化する神聖なものとして使用されてきました。

わたしも日ごろから、３人の息子やパパの身体と心のケアに、そして自分自身のメンテナンスに、とても助けられています。

では、家事に育児に忙しいママのためにデイリー・アロマをご紹介していきましょう！

◆月曜日の魔法アロマ

月曜日の持つ「月（つき）のエネルギー」は女性性そのもの。女性の生理や出産も月の満ち欠けと関係があります。

女性性のエネルギーは「優しさ」「受け入れること」を表し、感情に深くフォーカスします。

8時30分

さて、パパや子供たちを送り出し、ほっとひと息ついたら、ミルクティーにたっぷりのハチミツと**ベルガモット**を1滴。あ〜、リラックスする〜！　朝はドタバタなのよね。だけど、この1杯の香りで自分に戻るわ。

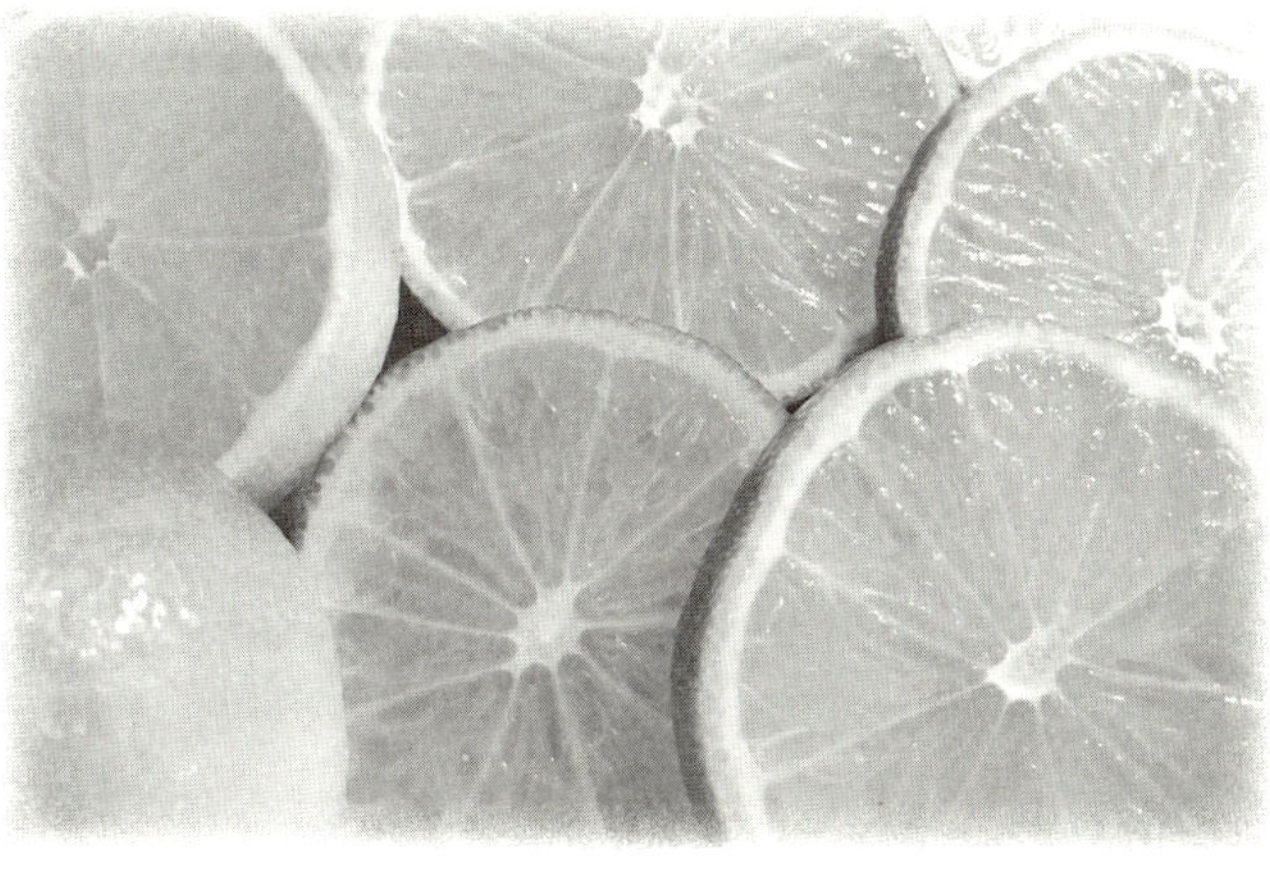

さて、お片づけがんばるか～！

14時30分

幼稚園バスのお迎えの時間。

優しいママの顔で迎えてあげたいから、**ゼラニウム**を1滴まとって。

ゼラニウムの優しい香りが、ふんわりとただよい、優しいママの顔へ戻れます。

「おかえり！　幼稚園楽しかった？　今日は何して遊んだの？」

★月曜日の香りレッスン

ベルガモットは、紅茶のアールグレイティーの香りづけに使われる香りです。

女性性のワンランク上である、女神性をアップさせる香りです。

女神性は、家庭内や様々なコミュニティで優しく包み込むようなリーダーシップをとることを助けてくれます。

ゼラニウムは、「母性」を表す香りです。

高級なローズの香りに似ているともいわれますが、お値段が比較的リーズナブルなので使いやすいです。

自分を愛し、他人を愛することをサポートする優しい香り。

皮脂のバランスを取ってくれるので、手作り化粧品にも使われます。また女性ホルモンのバランスも取ってくれます。

◆火曜日の魔法アロマ

火曜日は「火のパワー」を持っていますので、特にキッチンのコンロまわりのお掃除を念入りにするのが吉。**お掃除をすることで、火のパワーをアップすると、すべてが活性化し、物事が動いていきます。**

停滞ムードを感じる時にも、おススメです。

10時

今日は火のパワーを活性化するため、コンロまわりをお掃除♪

環境にも優しい**オレンジ精油**と重曹を使います。

コンロの焦げつきを落とす時には重曹に水を少量足して練り、そこへオレンジを2滴ほど加え、「オレンジ重曹ペースト」を作ります。

使い古しの歯ブラシにつけ、擦ると汚れが綺麗に落ちていく。

香りもいいので、お掃除が楽しい〜♪

★火曜日の香りレッスン

オレンジには油を分解する力がありますので、特にキッチンのお掃除にお役立ち！

実はオレンジは、石油から作った化学物質も溶かしてしまうほどパワフルな作用があります。

オレンジの香りは、明るく幸せな気分にさせてくれます。子供のような無邪気な気持ちを取り戻したい時にもおススメ。ディフューザーに入れてお部屋に拡散すると、家族みんなの会話が楽しいものになります。

◆水曜日の魔法アロマ

水曜日は穏やかに人とコミュニケーションをとったり、情報を発信・収集することがうまくいく曜日です。

趣味のブログやフェイスブック、ツイッターなどの更新も吉。また、パソコンや携帯電話などのメンテナンスもラッキーアクションです。

11時

家事がひと段落したら、ブログの更新。
最近の想いを綴ったり、趣味のアロマの話を書いたり。
主婦ブログの部門で好評らしく、読者登録も増えてきているみたい。
さて、今日は何を書こうかなぁ？　と迷った時には、サポートアロマに**ティー**

トリーを。香りを深呼吸して、さてブログネタを考えようっと。

★水曜日の香りレッスン

ティートリーは喉にある第5チャクラを活性化し、表現することを助けてくれます。

自己表現をすることや、自己発信をすること（ブログやフェイスブックなどのSNSでの投稿、拡散なども）がニガテな人におススメ。

1滴手に取り、直接喉に塗布されると自己表現を助けてくれます。

ティートリーは殺菌力のとても強いアロマなので、ケガをした時に傷口に直接垂らしてもOKですし、ウイルスや細菌にも強いので水虫などの白癬菌対策、風邪をひいた時にもお役立ちです。

◆木曜日の魔法アロマ

木曜日は「木のエネルギー」を持っています。

木が枝葉を伸ばしていくように、可能性や人脈を広げるのにピッタリです。
また、木の根のように、掘り下げて探求することも吉なので、専門的な知識を学ぶこともラッキーです。

11時
新しい習い事にチャレンジ。以前から興味があったマクロビオティックの教室へ。
へえー、マクロビの理論って奥が深くって、面白い！
今後、自分でも料理教室が始められるといいなぁ。
新しいことを勉強するのに、サポートしてくれる香りは**ローズマリー**。
よ〜し、次回、理論のテストがあるから、香りをかぎながら勉強をがんばろう！

★木曜日の香りレッスン

ローズマリーは、「記憶のハーブ」といわれ、脳をシャープにしてくれます。

受験生や資格試験勉強をする人が、ディフューズしながら暗記をすると左脳を活性化させ、勉強がはかどります。

また、試験当日の朝に香りをかぐと、覚えたことを思い出すことができます。

また、ローズマリーは「小さな樹」のようなハーブ。すっきりした香りが迷いを断ち切り、樹が枝葉を広げるように、自分の可能性を広げてくれることもサポートします。

◆金曜日の魔法アロマ

金曜日は、華やかな社交運と、リッチな感覚を味わうとラッキーな曜日。

普段あまり行かないような高級感のある場所を選び、その場の雰囲気を味わうと、リッチな波動を引き寄せます。

また、場所の「心地よい印象」と香りは結びついて脳に記憶されるため、空間の演出に一流ホテルのロビーにはよくアロマがディフューズしてあります。

12時

今日は幼稚園のママ友とランチ会。

少しおしゃれをして、眺めのいいホテルの最上階のレストランへ。

香りでも華やかさを出したいので、**ジャスミン**をベースに**ローズウッド**をブレンドして、波動高い自分メイドの天然の香水に。

「うわ～、なんだかいい香りね！　どこのブランドの香水なの？」「天然のアロマなのよ。自分でブレンドしたの」「すごい！　作り方をわたしにも教えて！」と大好評。今度、アロマのブレンド講座をすることに。

大好きな趣味がお仕事になるかも！

★金曜日の香りレッスン

ジャスミンは女性らしさや女性の魅力を表します。自分自身の魅力を発揮したい時や、人を惹《ひ》きつけたい時におススメです。香りも甘くゴージャスなため、高級感あふれる場所ともマッチします。

ローズウッドはハートを癒してくれる香りです。愛で満たしてくれるような優しさを持っています。寂しい時やハートが傷ついていると感じる時にもおススメです。

また、美肌を作ってくれるアロマですので、1〜2滴ほど化粧水やクリームへ混ぜて使うのもおススメです。

◆土曜日の魔法アロマ

土曜日は、「土のエネルギー」と仲良くするとよい曜日。

「グラウンディング」といって、地に足をつけ、堅実に物事を進めると吉。

アロマでいうと、**ジンジャー**や**ベチバー**など、根っこから抽出するオイルや、東洋の香りといわれる**パチュリ**というアジアンチックな香りもおススメです。

ガーデニングで土を触ったり、お散歩やジョギングで歩いて地面を感じることもグラウンディング（119ページ参照）を助けます。

14時

家族みんなでお庭でガーデニング。

今日は外出をせずに、植物や土と向き合う。

週一くらいしか、ゆっくりお庭のお手入れができないけど、植物や土と向き合う時間が自分を素《す》に戻してくれる。

休憩のティータイムには**ジンジャー**を1滴紅茶へ入れて、生姜《しょうが》紅茶に。

子供たちにはジンジャーブレッド。香りがよいと美味しい♪

よし！　もう少しお庭を綺麗にお手入れしようっと。

★土曜日の香りレッスン

ジンジャーはご存じの通り、生姜から取れるアロマ。
大地へしっかりと根づくことを助け、自分の人生の主役となり、歩んでいくことをサポートします。

また、身体を温める作用がありますので、寒い時期にはバケツに入れたお湯へ2～3滴落として足をつけ、足浴をするのもおススメです。汗が出るくらい身体が温まります。

また、胃腸を活性化する作用がありますので、紅茶などの飲み物に1滴入れたり、中華料理の炒め物の仕上げに1滴使うなど、工夫をしてみてください。

◆日曜日の魔法アロマ

日曜日が持っているエネルギーは「楽しさを追求する」。

家族と楽しい時間を味わうことがおススメです。

好きなこと、楽しいことをやっていると、その波動が周囲へ伝わり、自然と楽しい出来事が引き寄せられていきます。

日曜日の太陽エネルギーを取り入れるために、早起きして日の光を浴びる。今日はお友達家族を呼んでホームパーティの予定。楽しい雰囲気を作るのにお役立ちなのが、**タンジェリン**。ディフューザーに入れてお部屋へ拡散し、みんなにオープンハートになって楽しんでもらおう！

★日曜日の香りレッスン

タンジェリンの美味しそうな甘い香りは、みんなを無邪気な気持ちにし、子供のように明るく楽しむエネルギーを作り出します。

柑橘系の香りは、ニガテな方が少ないので、たくさんの人が集まるホームパーティにはおススメです。

香りがよいと、お家の素敵な印象が記憶に残ります。

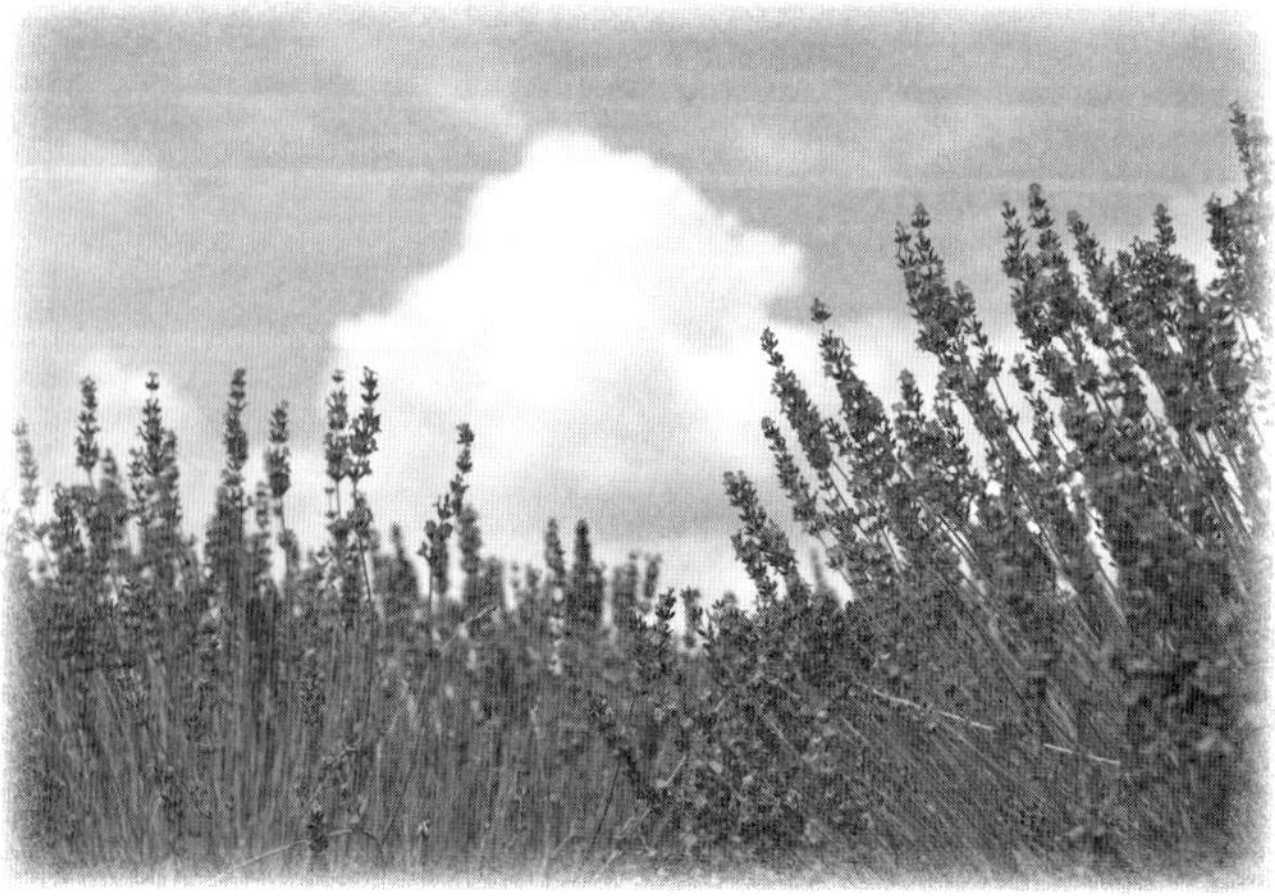

第4章

身体と心を癒すための
アロマの上手な使い方

自分の「想い」を聴くことの大切さ

ほとんどの人が毎日気ぜわしく過ごしています。

朝起きて、身支度をして、家を片づけて、仕事に行って、ママはお子さんのお世話と家事で一日が過ぎていきます。

役割を一生懸命こなすだけで精一杯。朝から晩までルーティンワークで過ぎてゆく毎日……。

「自分が本当は何をしたいのか」「何を欲しているのか」「どう生きていきたいのか」を感じとる間もないままに、ドタバタと一日が過ぎていきます。

こうして過ごしていると、だんだんと「感じる」という感覚がマヒしてしまい、自分の本音や感情がわからなくなります。むしろ「感じられない」方が都合がよいかもしれません。

思考は、感情にフタをすることや自分の欲求を無視することができます。

これは、ある程度なら、社会生活を送る上で便利なことではあるかもしれませんが、ずっとこの状態を続けていると、「自分」というものがわからなくなっていきます。


サロンにご来店されたクライアントさんに、よく、

「何が好きなことかわかりません」

「今の仕事はピンときていないけど、自分が何をやりたいのかわからないのです」

と言われます。


このままだと、「自分の人生は本当にこれでよいのだろうか」という漠然とした不安にかられるようになります。

不安に思うレベルならまだよいのですが、それを疑問にも持たなくなると、実

は相当、感度が弱ってしまっているかもしれません。

自分の感じていることを無視して、目をつぶったままだと、どうなると思いますか？　本当の魂や心の声を聴かず、無視していると……。

身体から、「病気」という名のお知らせが届きます。

もしくは、事故やケガをして、強制的に今の行動をストップをさせられ、「本当に今のままでいいのか考えた方がいいよ！」と強烈なメッセージが届くこともあります。

古代中国の中医学でも、インドの伝統医学アーユルヴェーダでも、「病気の8割～9割の原因は感情からきている」といわれます。

日本の仏教でも「古い感情は背骨に溜まる」といわれています。

身体はとっても素直です。
そして、自分の本音の声を聴いてあげられるのは、自分だけです。

もし、「病気」として何か身体が表現しているものがあれば、それは、「自分の本音を聴いてほしいよ！」と言っているからかもしれません。

重篤な病気であればあるほど、緊急性を持ってお知らせを届けていることがあります。

香りで心が癒されるのはなぜ？

自然の香りをかいで「あ〜、心地よい」「気持ちが安らぐ〜！」といった経験をしたことが、誰にでもあると思います。

脳のメカニズムから見てみると、お鼻の付け根奥にある「嗅細胞」で香りを受容し、脳へ電気信号を送ります。

その電気信号が届く場所というのが、「大脳辺縁系」という、人間の身体の最も原始的な活動をつかさどる場所です。

ここがきちんと役目を果たし活動すると、ホルモンの分泌が安定し、自律神経が正常に働き、わたしたちが意識していなくても自動的に動いてくれている心臓や消化器官などが、元気に動いてくれることになります。

この大脳辺縁系には感情をつかさどる「扁桃体《へんとうたい》」や、記憶が蓄積されている「海馬」という部分もあります。

香りをかぐと、まず大脳辺縁系へ刺激が伝わるため、香りで記憶がよみがえり、その時の感情も一緒に思い出すということが起きます。

町でふとすれ違った人のシャンプーの香りで甘い初恋の記憶を思い出す――そんなことも起こるわけです。

と、いうことは、香りで昔体験した思い出したくない記憶、トラウマもよみがえることがあるのです。

「トラウマ」となった香りを、癒して解放してあげる方法

ある日のアロマのお茶会でこんなことがありました。

ローズのボトルをみなさまでまわして香りをかいでいただいた時、Aさんが、その香りに嫌悪感を抱いたそうです。

みんなは「あ〜、幸せ。いい香り〜」と話していたため、その場では言いにくかったんでしょう、すぐにはおっしゃらなかったのですが、お茶会が終了しようとした時に「あ！　なぜローズの香りが嫌だと感じたのかが、今わかりまし

た!!」と言って、話してくださいました。

子供のころ、Aさんのご両親は離婚され、Aさんはお父さまと一緒に暮らし始めましたが、後に新しいお母さんとなる人がやってきました。

その後妻さんになかなかなじめなかったAさん。後妻さんの使っていた化粧品がローズの香りだったことを、今この場で思い出した！　ということでした。

子供のころの嫌だった想いは、実は癒されないまま、心の奥へ押し込めて思い出さないようにしていることがあります。

Aさんのように、後妻さんが嫌だったとしても、子供にはどうすることもできません。この押し込めてしまった「幼い自分の感情」のことを「**インナーチャイルド**」と呼びます。

昔の嫌な体験も、その後本当に癒されて手放すことができていれば、ローズの香りをかいだ時、「この香りが嫌だ」という気持ちにはならないわけです。

Aさんは、その出来事を思い出しましたが、大多数の人は嫌悪感を抱いた香りの本当の理由がわかりません。

しかし、**この嫌悪感を抱いた香りを使って、この「傷ついた子供」＝「インナーチャイルド」や「トラウマ」を癒して解放してあげることが可能**です。

「トラウマ」は思い出すと辛いので、記憶の奥底へ封じ込めて、思い出さないようにしています。

しかし、「インナーチャイルド」や「トラウマ」をそのままにしていると、大人になった今の人生で無意識に制限やストップをかけてしまうことがあります。

Aさんの場合だと「後妻さんのような年上の女性の言うことに、どうも素直になれない。職場でもぶつかって反抗してしまう」ということでした（そうなると、損ですよね！）。

そこで、Aさんには、「鼻から遠い足裏などの場所でよいので、ローズを毎日塗布してみてくださいね」とアドバイスをしました。

すると、しばらくして、ローズの香りが大好きになったそうです。

嫌だと感じる香りも心地よく感じられるようになれば、インナーチャイルドも心地よく感じて癒されていきます。

香りで婚活が大成功したBさん

では、もう少し、香りで感情を癒された体験をご紹介します。

「結婚したいんですが、相手が見つからないのです。どうしたらいいでしょう？」

と相談に来られたBさん。

まず、女性的な魅力を発揮できるようになるアロマを何本か、香りをかいでいただきました。

ローズ、ジャスミン、クラリセージ、ゼラニウム、イランイランなど……。

Bさんは「う～ん。この中で言うとジャスミンとゼラニウムがニガテです」とおっしゃいます。

ジャスミンはとても甘く、ふくよかな香りで、におい立つような女性性を表します。

イメージとしては、「夜の蝶であるバーのママさん」の感じ（笑）。

ゼラニウムは「母性的な愛情」「自分や他人への愛」を表し、お母さんとの関係性も表すことがあります。

Bさんにこの2本のアロマの持つ意味をお伝えすると、「あ〜、なぜニガテなのか、何だかわかります！」と言ってお話ししてくださいました。

見た目はかわいい印象ですが、さっぱりとした男っぽい性格のBさん。

子供のころは、仕事が忙しく家庭にほとんどいなかったお父さまの代わりに、お母さまがBさん姉妹に厳格なしつけをして育てられたそうです。そのお母さまの高圧的な態度がとても嫌だったBさん。

なぜジャスミンとゼラニウムがニガテと感じるのか、何となくおわかりでしょうか。

男っぽい、さっぱりとした性格のBさんはジャスミンの要素である「女」を武器にして、誰かにベッタリと頼ることはニガテです。

それに加え、ゼラニウムが表す「母親との関係性」にも引っかかっています。

女の子は成長の過程で、母親の姿を通して、大人の女性とはこういうものだ、と自分なりに解釈し、インプットしています。

結婚して幸せな家庭を持ちたいと頭で考えていても、お母さまが一人で家事育児をしている孤独な姿を見ていたことと、厳格すぎる態度への反発心から、「結婚しても幸せになれないのではないか」という不安を潜在意識に持ってしまったようです。

Bさんには、お家でもジャスミンとゼラニウムを使っていただきました。

最初は「どうも香りになじめません」とメッセージを送られていましたが、1ビン使い切るころには、好きな香りに変わってきたようです。

1ビン使い切った後、しばらくしてご来店されたBさんはキラキラとした女性性が発揮されたようで、女っぽく魅力的に見えました。

お話をうかがうと、仕事関係で知り合った年上の男性から告白され、おつき合いするようになったとのこと。

「やっと、この人だったら結婚してもいいかなという人にめぐり会えました！」と、微笑んで、とてもうれしそうでした。

ニガテだったジャスミンとゼラニウムのエネルギーは、抑圧していたお母さまに対する反抗心を溶かし、家庭を持って幸せになること、そしてBさんの魅力があふれて出てくるように働いてくれたようです。

幸せなピンク色のオーラが伝わってきて、わたしまでとても幸せな気持ちでいっぱいになりました。

妊活にもアロマの香りが有効！

これも事例が多くあるのですが、アロマを使い始めて、すぐ妊娠されたというケースをご紹介したいと思います。

結婚して10年以上経つCさんご夫婦。結婚当初から早く子供がほしいと思っているのになかなか授からない、ということで辛い不妊治療を続けていました。産婦人科での検査では、ご夫婦ともに不妊につながるような原因は見当たらないとのことでした。

アロマのお茶会に参加された時、話を聞いて「不妊の原因は、ご自身の感情にあるのではないか」とピンときて、その後、わたしのサロンにご来店されたのです。

Cさんご夫婦の場合、身体に異常はありませんでしたが、他のケースでは「本当は子供を持ちたくない」という潜在意識から、自ら「身体に異常を作る」というケースもあります。人間は思考や感情から病気を引き起こすという例のひとつです。

Cさんご夫婦はとても仲がよいので、ご夫婦の関係性に問題はなさそうでした。そこで、子供のころのお話をうかがってみると、Cさんは幼児虐待に近いような扱いを受けていたことがわかりました。何かあると、厳しいお父さまにすぐ叩かれていたそうです。

子供のころ、幸せでなかった記憶が癒されず残っていると、「自分がかつて味わった辛い感情を子供に味わわせると可哀そうだ」という無意識が働き、妊娠しづらくなります。

そこで、インナーチャイルドを癒すカモミール・ローマンの香りをCさんにかいでいただいたところ、やはり「くさいです」とおっしゃいます。

そこで、オレンジを混ぜて使っていただくようにお話ししました。

オレンジは純粋に子供が大好きな香りで、インナーチャイルドが喜びます。オレンジの香りがあれば、たとえ子供が友達とケンカになり気まずくなって学校に行きたくないと言った時にも、その感情を癒してあげることができます。

カモミール・ローマンとオレンジのブレンドを使っていただいて3か月後。

「実は、あの後すぐ妊娠したんです」とメールでうれしい報告をいただきました。

アロマは感情を癒すもの

不妊の原因は人それぞれですが、わたしはやはり感情によるところが大きいと感じています。

顕在意識では「子供がほしい」と考えていても、潜在意識には、原因となる「いまだ癒されていない気持ち」が深いところへ押し込められています。

「子供に、自分のような悲しい子供時代を送らせることになったら嫌だ」

「自分が未熟なので、子供を育てる自信がない」

「子供を育てる経済的余裕がないという不安がある」

「ダンナさんとラブラブでいたい。子供に時間を取られたくない」


潜在意識の領域で、これらの想いが癒されず存在していることが不妊の大きな原因となっていると感じています。

香りは感情を癒し、解放することが得意です。


これは、現代医学や薬では、どうにもならないことでもあります。

そのため、病院へ行くだけでは片手落ちになると、わたしはいつも感じています。

今でも、無事に妊娠・出産された方にお会いすると、「よし子さんが、すぐ妊娠させたのよ（笑）」とまわりの人に堂々とお話しされる方がいらっしゃいます。

その時には、一体どんな顔をしたらよいのかと一瞬たじろぎますが（笑）、こうやっていつまでも喜んでくださるのです。

アロマたちと一緒にお役に立ててよかったなぁと思います。

感情解放ワークをやってみましょう

～ネガティブな感情を吐き出す呼吸法～

①お手持ちのアロマの小ビンをすべて目の前に並べます。
「すでに不要となっている感情を癒して解放したいので、手伝ってくれるアロマはどれ？」

と心の中で思いながら、ビンを眺めます。

②その時に目があったアロマの小ビン、あるいは頭の中でイメージが浮かんだアロマや、言葉で浮かんできたアロマを使用します。よくわからない、または思い浮かばない方は、感情解放を促してくれるイランイランを使ってもよいです。

③左手のひらの中央に1滴落とし、右手の指で時計回りに3回まわし、エネルギーを活性化させます。

※薄めて使用する必要のあるアロマはキャリアオイルで薄めてご使用ください。

④お鼻の前に両手を持ってきて、香りをゆっくりと吸入します。
しばらく、呼吸を繰り返しながら、身体へ意識を向けます。
身体のどこに違和感があるか、痛みやエネルギーの滞りがあるかを感

じ取る意識を持ち、身体全体を探っていきます。

⑤違和感がある場所を見つけたら、そこへ手を置きます。手を置いた場所から、不要なエネルギーが抜けていくイメージで、息を吐き出していきます。その時に両足の裏を床へぴったりとつけるようにしてください。呼吸とともに不要なエネルギーや感情が足裏からもどんどんと抜けていきます。

⑥しばらく、深呼吸を続けて、すっきりとした感覚になったら終了します。

一度ですっきりとした感覚が得られない場合は、後日このワークを繰り返してみてください。

また、その時には違うオイルを選択するかもしれませんし、身体の違う場所に違和感を持って、手の置く場所も違うかもしれません。
その時どきに感じる感覚を大切にしてください。
間違いということは一切ありませんので、安心してワークを行ってください。

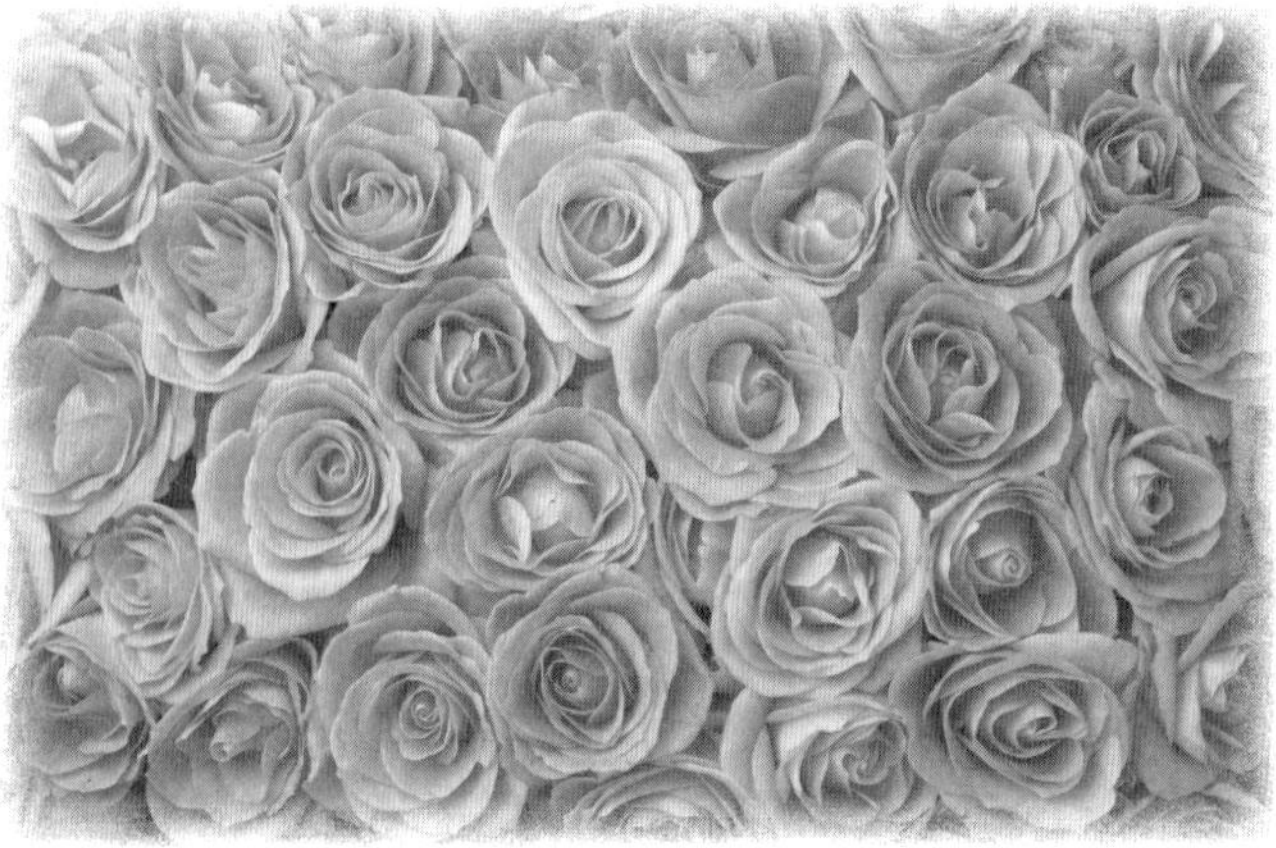

第5章

好きな香り、ニガテな香りにも意味がある

嗅覚はウソをつけない

五感の中でも嗅覚というのは、脳にダイレクトに直結しています。

前章でも少し説明しましたが、香りをかぐと、お鼻の付け根にある「嗅細胞」といわれる場所で香りを受容し、「嗅球」を通って「大脳辺縁系」へ電気信号を送ります。

神経の伝達は電気信号によるものなのです。

この「大脳辺縁系」は生物として、「生存」に関わる重要な部分です。

人間が香りをかいだ時に、まず「大脳辺縁系」にダイレクトに信号が送られますが、その中の感情をつかさどる「扁桃体」へも電気信号が伝わります。

したがって、香りをかいだ時に、まず一番始めに「これは好き!」、「これは嫌い!」という感情が起こります。

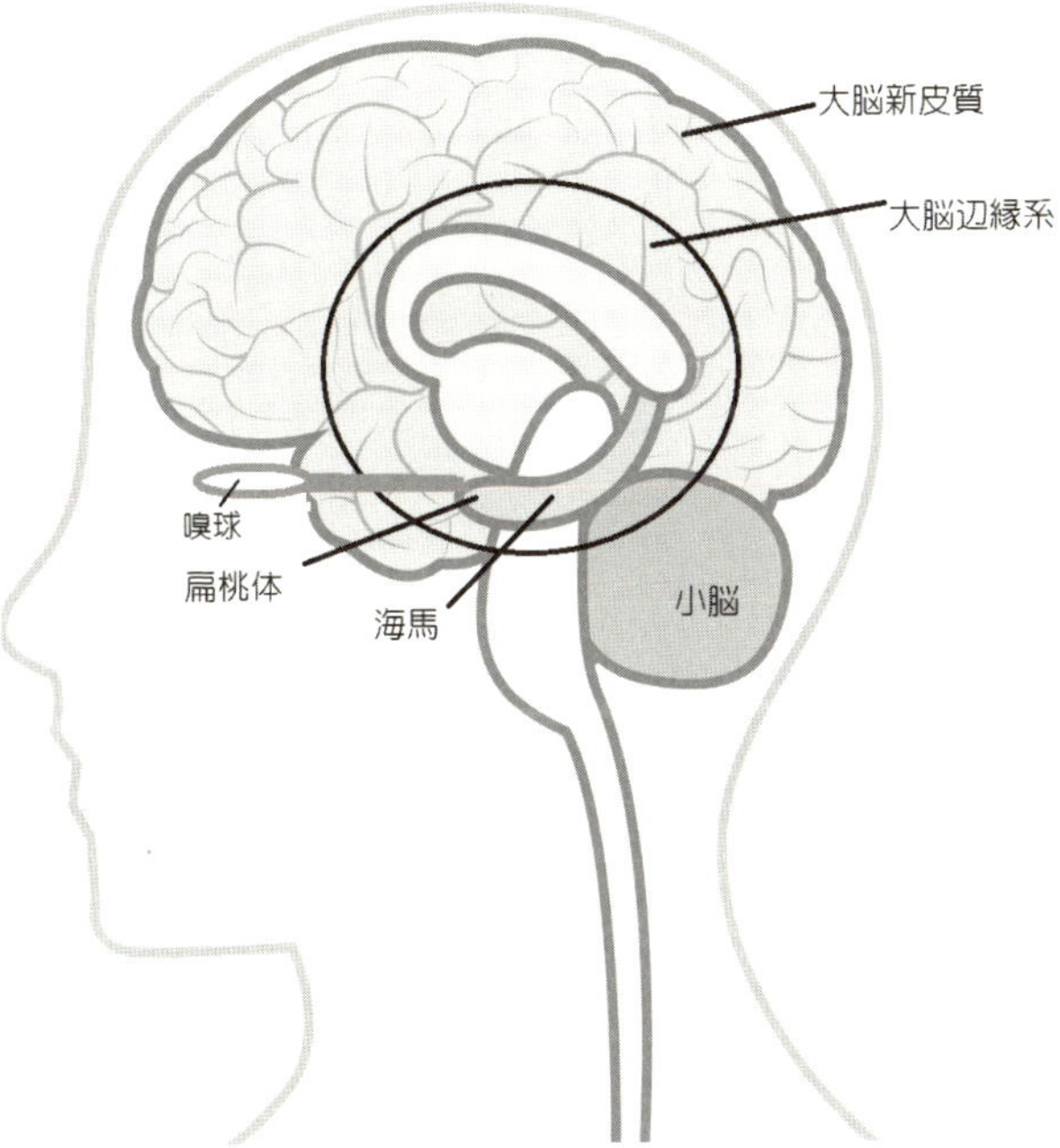
大脳新皮質
大脳辺縁系
嗅球
扁桃体
海馬
小脳

その後、分析を行う脳である「大脳新皮質」に信号が届き、「これは○○の香りだな」と判断をします。

嗅覚以外の五感は、刺激の伝わり方が真逆であり、まず「大脳新皮質」へと刺激が伝わり、「これは○○である」と判断してから、「これは好きか嫌いか」を感じる「扁桃体」へと伝わります。

五感の中でも「嗅覚」というのは特別な感覚器官なのです。

嗅覚はまず、大脳辺縁系へダイレクトに信号が送られるため、自分の反応にウソがつけません。

もしも、嗅覚がマヒしてしまい、においがよくわからない場合、わたしたちの生活では一体どのような影響があるでしょうか。

例えば、賞味期限や消費期限が作られたのは比較的最近のことですが、昔は、食べ物が食べられるかどうかは、においをかいでみて判断をしていました。

もしも、嗅覚がマヒしていて、その判断が間違っていたら――。

食べ物を食べて、病気になったり、最悪の場合死んでしまうことにもなりかねません。


また、生まれたての、まだ目が見えない動物の赤ちゃんは、お母さんのおっぱいをにおいで探します。どこにおっぱいがあるか探しあてるという行為は生きていくために最も重要です。


このように嗅覚というのは、命に関わる大切な感覚器官です。

しかも、香りの「好き」か「嫌い」かは、ごまかしが効きません。

思考で感情をごまかすことはできますが、「におい」だけはごまかしが効かない、命に関わる本能の部分なので、ごまかせないようになっているのです。

だから、**アロマを使ったセッションは、本心を探るのにとても有効**です。

好きな香り、嫌いな香りが雄弁に語ってくれる、「クライアントさんの潜在的に秘めている可能性」と「クライアントさんの抱えているテーマ」。

その香りの持つ意味をお伝えすると、どんな人でも納得せずにはいられないようです。

ラベンダーがにおわない!?

ある男性Dさんが奥さまに連れられて、わたしのサロンにご来店されました。

Dさんは、50歳前の男性で、うつ状態のために出勤が困難となり、現在、休職中とのこと。

神経内科にもかかられましたが、特に変化が見られず、心配した奥さまが香りが感情に作用することを知り、サロンにご来店されたのです。

シャイでおとなしいDさんは、初めはなんとなく落ち着かないような感じに見えました。

おふたりとお話をしながら、いろいろとアロマをかいでいただきました。そのうちに、気持ちがほぐれてきたのか、香りの印象をお話ししてくださるようになりました。

「この香りは好きです。これはあんまりかなぁ。う〜ん」などとおっしゃっていましたが、そのうちDさんは「あれ？　あれ？　これだけはまったくにおいがわかりません」とおっしゃいます。

一緒に来られていた奥さまとわたしのふたりは驚いて顔を見合わせました。

「え？　この香りがわからないって!?」

Dさんは柑橘類のレモンやオレンジの香りに対しては判別がついていました。

しかし、わからない、とおっしゃるその香り……。

何かというと……「ラベンダー」。

ラベンダーの香りだけ、まったくわからなかったのです。

わたしも、ラベンダーがにおわないと言われたのは、その時が初めてだったのでとても驚きました。

ラベンダーの名は、ラテン語で「洗う」という言葉に由来しています。

要するに、「洗い流すように、こだわりや執着を流すこと、手放すこと」をサポートしてくれる香り。

Dさんは会社で重責を担っていましたが、まじめな性格だということもあり、強い責任感から、なかなか部下に仕事を任せきれず何でも自分がやってしまっていたそうです。

そのうち、抱える仕事が多すぎるために体調を崩し、うつ状態になってしまいました。

Dさんの「仕事に対するこだわり」が、部下に任せてみるということを許せなかったのでしょう。

ラベンダーのエネルギーが自分に入ってくると「ガンコに持っていたこだわり(=仕事に対するプライド)」を手放すことになります。

無意識からの抵抗が、香りを感じられなくしているようでした。

実は、Dさんのように、特定の香りを感じられなくしている人は多くいます。

頭では変わりたいと思っていても、実際は「変わりたくない」と無意識の領域で思っている……。

人間の感情は、実に複雑で繊細です! しかしだからこそ、愛すべき存在なのです。

Dさんにラベンダーが持つテーマを説明すると、「確かにそうかもしれません」

と、うなずいていらっしゃいました。

奥さまにも使い方をお伝えし、ラベンダーをディフューザーでお部屋に拡散していただいたり、寝る前に足裏へ塗布して毎日使っていただきました。

3日後には、朝、ご自分で起きられるようになり、「気分がいい」とおっしゃったそうです。


Dさんは、会社を休まないといけない状況になって、最初はやり残してきた仕事のことをとても心配していらしたそうですが、自分がいなくても部下や上司がうまく仕事をまわしていることを知り、いい意味で肩の荷が下りたそうです。

ラベンダーの香りも、肩の荷を下ろすことを手伝ってくれたのでしょう。

その後、ラベンダーを1本使い切るころにはほぼ回復され、仕事を少しずつ始められるようになりました。

「今度はアロマを使いつつ、適度に力を抜いて仕事ができそうです!」と、うれしいメッセージをいただきました。

潜在意識からのメッセージ

嗅覚からの刺激が真っ先に届く「大脳辺縁系」という場所には、情動をつかさどる「扁桃体」のちょうど隣に、記憶をつかさどる「海馬」があります。

街を歩いていて、ふっと香ってきた香りで、昔のあの人を思い出したり、情景を思い出したりするのは、においの電気信号が記憶の中枢に直接刺激を送るからなのです。

土の香りがすると、学校の校庭の隅で、友達と遊んでいた記憶がよみがえる。
あるいは、田舎のおばあちゃんの家にお泊りした記憶を思い出すかもしれません。

楽しかった記憶とともに、ふと香った香りを懐かしく、また好ましく感じると思います。

しかし、その反対に、記憶の中枢には、思い出したくないトラウマやＰＴＳＤ（Post Traumatic Stress Disorder：心的外傷後ストレス障害）というネガティブな記憶も保持されています。

一方で、先述しましたラベンダーの香りだけ感じなかったＤさんのケースもそうですが、昔、自分が体験したことや、今まで生きてきた過程で自分が思い込んで作り上げている観念や思考、自分だけの「常識」など、顕在意識では認識できない潜在意識からのメッセージも香りから受け取ることができます。

ある日の「アロマのお茶会」での出来事です。

お茶会では、いろいろなアロマの持つテーマや使い方を説明しながら、ボトルをまわしていくのですが、カモミール・ローマンをまわしている時に、ある女性が「あれ？　なんだか涙が出てきた～」とおっしゃいました。「なんで涙が出てくるのかわからない！」と泣きながら、次の方にまわすと、「あれ～？　わたしも涙が出る～」と言って、結局、参加者7人中の3人が泣くという事態になりました。

香りをかぐことにより感情の解放が起き、涙される方は実はたくさんいらっしゃいます。

アロマのお茶会でも、サロンでのセッションでも、「変だわ～！　なんでかしら？　不思議！」などと言いながら、みなさん、うるうると泣いていらっしゃいます。

顕在意識でどんなに考えても、なぜ涙が出るのか理由はわかりません。

しかし、それはまぎれもない事実であり、答えは潜在意識が知っています。


実は、カモミール・ローマンは「インナーチャイルドを癒す」優しい香り。

涙された3人の方は、同じテーマを持つ方々のエネルギーによる共鳴が起き、感情解放が起きやすかったと思いますが、きっと子供のころに潜在意識へ押し込めてしまった悲しい体験の癒しが起こったのでしょう。

いろいろなオイルをかぐことでわかる「自分のテーマ」

わたしもカモミール・ローマンには思い出があります。

まだアロマを使い始めて間もないころ、カモミール・ローマンを購入して、香りをかいでみましたが、「くさい！」と思ってしまったのです。

アロマの本では「リンゴのような甘い香りで……」と説明が書いてあるので、どんなにいい香りなんだろう！　と期待していたこともあり、少し残念に思いました。

しかし、同時にインナーチャイルドを癒す香りだということも知ったので、自分のテーマのような気がして、３本も繰り返してなくなるまで向き合って使いました。

わたしが子供のころはスパルタ教育が全盛期で、よく叩かれて怒られていました。

今でいうと、先生からの暴力行為が日常茶飯事で教育の一環だったわけです。

３月生まれで、お友達より成長が遅いわたしは、みんなについていけず、それはよく、先生にあらゆるところを叩かれました。幼稚園から小学校低学年まで、成長は追いつかず、何をするにも遅い子だったのです。

きっとわたしだけでなく、昭和の時代に子供だったみなさまは多かれ少なかれ、叩いて怒られることは当たり前、として育ったと思います。

そんな昭和時代の子供たちには、カモミール・ローマンは必須なのではと思います(笑)。

ご両親が厳しかった家庭で育った方にもおススメです。

わたしは3本使い切ったところで、カモミール・ローマンの香りが大好きになりました。

きっと、傷ついていたインナーチャイルドが癒されたのでしょう。

子供のころの傷ついた記憶が癒されると、現在の問題に見える状況が一変し解決することがあります。

「恐れ」からできなかったこと、二の足を踏んでいたこと、自己価値観が低くなっていたものが癒されれば、スムーズに進んでいくことがあります。

香りの感覚はウソをつけません。

いろいろなオイルをかいでみて、顕在意識では認識できなかった「自分のテーマ」を探ることができます！

好きではない香りには、その人の「テーマ」が隠れている

みなさまの香りの感じ方や表現の仕方には、いろいろなものがあります。

「好きな香り」「嫌いな香り」「好きでも嫌いでもない香り」「どちらかというとニガテな香り」「香りがあまりしない」「香りが強すぎる」など……。

天然100パーセントのアロマを香っていただいていても「マジックインキのにおいがする」「雑巾のにおいがする」「海藻のようなにおいがする」「何かの香りに似ているんだけど、何だったっけ？」「なんだか懐かしい感じがする」など、

様々な感想が出てきます。

過去の体験や記憶、または「人生のテーマ、課題」によっても、表現方法や、出てくる言葉が違います。

「香りがしない」「ニガテな香り」に関しては、潜在意識にあるブロックやご自分の超えるべきテーマだと述べましたが、では「好きな香り」というのは、どんな意味があるのでしょう。

わたしの友人であるEさんの話です。

Eさんはローズやジャスミン、イランイランなどの「お花の香り」が大好きです。

それに対して、パイン、ファー（モミの木）、ヒノキなど、「樹の香り」があまり好きではありませんでした。

「ヘンでしょう、好みが偏ってるよね！　何かの象徴なのかなぁ？」と聞かれたので、お答えしました。


Eさんの「持っているよさ」を表すのが、「好きな香り」です。

大好きなお花の香りに象徴されているのは、「女性らしさ」「ハートを開いて相手と接する」「愛や慈悲」というキーワードです。

これらのお花の香りは、Eさんの持っていらっしゃる「魅力」をもっと高めて出すことをサポートしてくれます。


反対にあまり好きではない香りに象徴されているのが、その方の「人生のテーマ」や「課題」を表しています。

Eさんのニガテな香りである「樹の香り」に象徴されているのは、「自信」「浄化」「グラウンディング」というキーワード。

「グラウンディング」とは、「自分の人生を自分の足でしっかりと歩いてゆくために、地に足をつける」という意味です。

Eさんは、オープンハートで愛を持って人と接することができる、明るくてステキな女性。

ご本人に好きな香り、ニガテな香りの象徴する意味をお伝えすると、「そうなのよ〜。実は人の言うことに振りまわされがちで困っているの」とのこと。

「樹」は根っこを張って、空に向かってのびのびと枝を伸ばしています。たとえ強い風が吹いても、一時的に大きく枝はしなりますが、折れてしまうことはめったにありません。風が止めば、また元に戻ります。

この「樹」のように軸をしっかりと作り、生きていくことができたら、たとえまわりで何が起きても、ぶれずに自分自身の軸へ戻ることができます。

堂々として、根がしっかりと張っていれば、多少のことでは流されません。

「樹」の香りが表しているのが、このような「自分の軸」と、「グラウンディングである根をしっかりと張ること」「堂々たる自信」です。

好きな香り、ニガテな香りの活かし方

Eさんが、ご自分のテーマを象徴する香りを、好ましく感じられていないという理由がご理解いただけたでしょうか。

このように、**好きな香りは、「自分のよさ、個性の輝きをもっと高めてくれる香り」。そして、ニガテな香りは「自分の課題、テーマ」を表しています。**

そのため、ニガテな香りも「好き」と感じるまで使ってみるというのもひとつの方法です。

その場合、お鼻の近くへつけるのはしんどいと思いますので、お鼻から遠い場

所、例えば足裏へ塗布したり、好きな香りとブレンドして、自分好みの香りに作り替えて使ってみるという手もあります。

塗布が難しい場合は、ディフューザーでお部屋へ飛ばし、呼吸器からエネルギーを入れてあげる、また直接塗布されなくても、オーラを撫でるのもよい方法です。オーラへのアロマテラピーに関しては次の章で、詳しく説明をします。

もちろん好きな香りをどんどん使うと、ご自分の「よさ」や「女神のようなキラキラとした輝き」はさらにアップします。基本的には大好きな香りをどんどん使う、ということで大丈夫です！

自然界の安定した高いエネルギーを持つアロマを使うことで波動が上がれば、波動が低いものは、自然と外れていきます。

CHAPTER 5

好きな香り、ニガテな香りにも意味がある

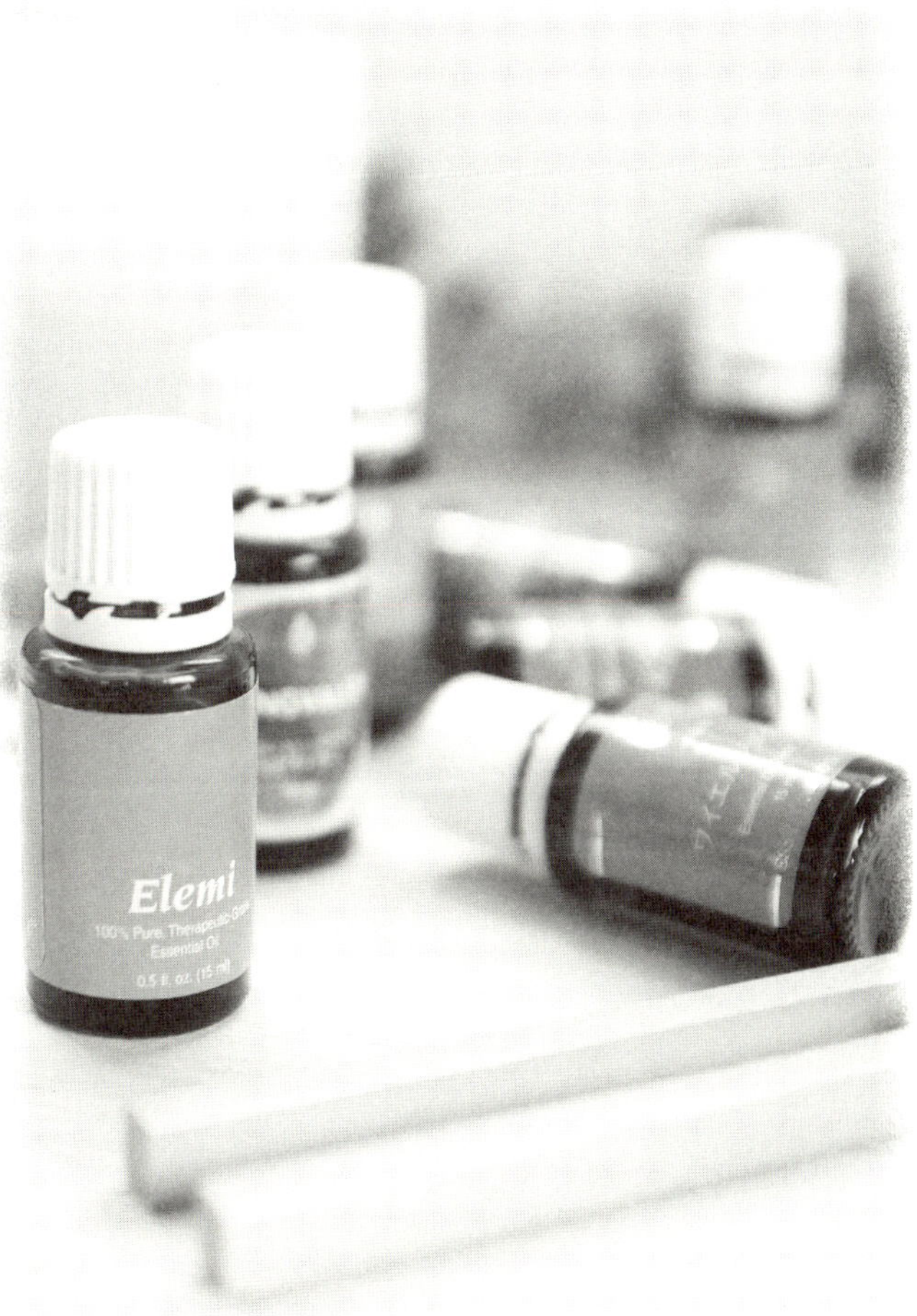

第6章

オーラとチャクラとアロマの力を効果的に使う

オーラはどんな人でも感じとっている

人間の身体の外側にはオーラといわれるエネルギーフィールド（＝サトル・ボディ）が存在します。

生き生きしている人のことを「あの人はオーラが輝いている！」というような言い方をします。輝くオーラを持つ人は、人を魅了します。

「オーラ」というと、特別な人にしかわからないと思ってしまいますが、本当はこのオーラというエネルギーはどの方も感じとっているものです。

家族がうちに帰ってきた時や、久しぶりに友人に会った時、「何だかいつもと違うな」と感じることがあるかと思います。

人が発しているオーラ（エネルギー）は、その人の感情や思考から日々変化をしています。家族や友人が日常で何かあった時に、違いを感じるのはオーラが変化しているからです。

オーラは「サトル・ボディ」ともいわれ、「サトル」というのは「微細な」という意味があります。

とても微細なエネルギーなので肉眼では見えませんが、確かに存在し、その輝きや大きさによって、

「オーラがあって華やかな人」
「透明感があって惹きつけられる人」

とみんなが感じとれるものです。

活躍されている芸能人やスポーツ選手、音楽家などは、確かにオーラが光り輝いていますので、どこにいても、たとえ変装をしていても、みんながその人の輝くオーラを感じとり、「普通の人とは何かが違う!」とわかってしまうものです。

反対に濁ったオーラの人もいます。

以前、テレビのニュース番組で、ある政治家が原発問題について話していました。

それをなにげなく見ていた息子が、「あの人、オーラが真っ黒！」と言うのを聞いて驚いたことがあります。

腹黒い人や体調がすぐれない人など周波数が落ちている人は、オーラの色が茶色や黒、また濁っていたり、破れがあったりします。

それに対して、他人や地球のことを想って行動できる愛あふれる人や、健康でエネルギーが満ちている人はオーラが輝いていて、透明感があり澄んでいます。


心を癒す「サトル・アロマテラピー」とは？

感情や思考の変化は、まずサトル・ボディに表れ、身体へと降りていきます。

そのため、サトル・ボディが癒されていれば、心の平和と、身体を健康に安定させることが可能です。

これが可能となる方法が**「サトル・アロマテラピー」**です。


わたしはサロンで個人セッションをする際に、その人のサトル・ボディを見て感じとりながらセッションを行います。

自分らしく生き生きとしている人は、サトル・ボディが美しく輝いていますが、悩みを抱えていたり、身体の調子が悪い人は、サトル・ボディが濁っていたり破れがあったりします。


サトル・ボディは、何層にもなっています。

悩みぐせや考えすぎの傾向がある方は、「思考の毒」がサトル・ボディの一番身体に近いエーテル体に溜まり、偏頭痛の症状を起こしたりします。

また、「自信のなさ」や「ストレス」から胃に症状を起こしている方もいらっしゃいます。


サトル・アロマテラピーは、身体へと症状を起こす根本的な原因である思いぐせやネガティブな感情を、アロマの高い波動を使って癒していく「バイブレーション（波動）ヒーリング」です。

まだまだ一般的に認知されているアロマの使い方ではありませんが、精神性や見えないエネルギーを重視するこれからの新しい時代に、これからニーズがどんどん高まってくる癒しの手法だと思っています。

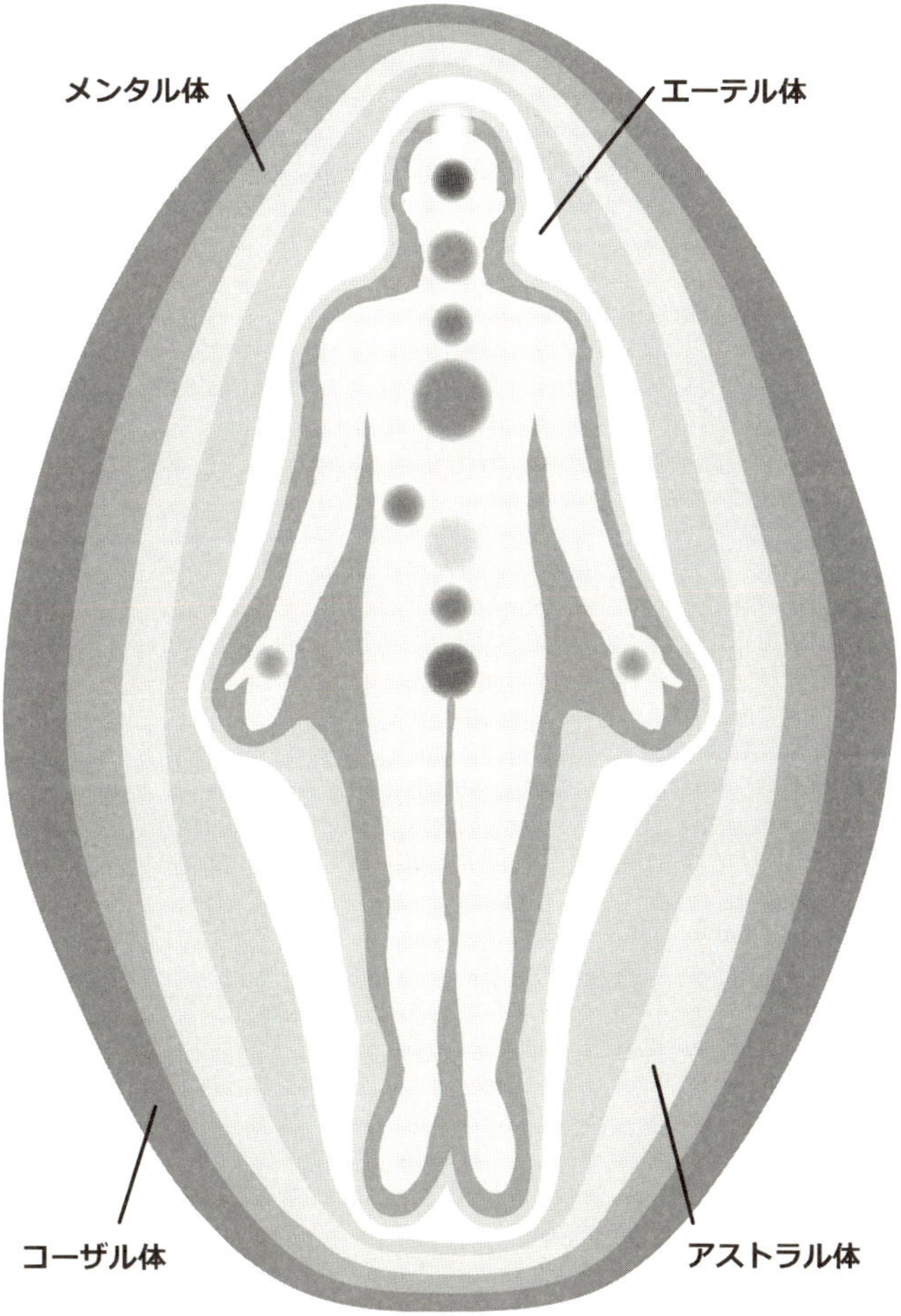
メンタル体
エーテル体
コーザル体
アストラル体

簡単にできるサトル・アロマテラピーの方法

今まで日本でポピュラーだったアロマトリートメントなどの身体へ適応していくアロマテラピーの方法と違い、サトル・アロマテラピーでは、エネルギー体へほんの少量のアロマを使用していきます。

アロマトリートメントでは、アロマの希釈濃度はボディへ使用する場合、だいたい2〜3パーセントに希釈して使用するというのが一般的ですが、サトル・ボディへ効果を持たせるには、もっと薄い0・5〜1パーセント程度に希釈して使用します。

しかも、身体にまったく触れず、オーラを撫でるようにして使う場合もあります。

アロマが放っている高い波動を使って、不調和を起こしている部分のエネルギー体に調和をもたらしていくということです。

イメージでいうと、不協和音を発しているところを美しい和音を奏でるように調整していくようなものです。

人間の耳ではアロマが発している音は聞こえませんが、科学者が特別な機器で測ってみると、実は音を発しているそうです。音も波動のひとつですから。

では、簡単に実践できるサトル・アロマテラピーの方法をご紹介します。

〈女神性が目覚めるサトル・アロマスプレー〉

ご用意いただくもの

50ミリリットルの遮光ガラススプレービン、無水エタノール5ミリリッ

トル、精製水45ミリリットル、ベルガモット、ジャスミンまたはローズ、フランキンセンス

①女神性をアップするベルガモット４滴、ジャスミンまたはローズを３滴、フランキンセンス３滴を無水エタノールとともに、スプレービンの中へ入れ、よく振り混ぜます。

②精製水45ミリリットルを加え、スプレーヘッドをつけたら、さらに振り混ぜます。

③身体の周辺であるオーラのまわりへシュッと吹きかけて使用します。

※新月の日に作成し、次の満月まで毎日振り混ぜて寝かし、満月の日に月の光を2時間くらい浴びさせてから、使い始めるのもよいでしょう。月の女神のパワーが入っ

たスプレーになります。

こうして使用することで、簡単にオーラの曇りを取ったり、修復したりすることができます。

このスプレーを使った後に周囲を見回すと、景色が綺麗に見えたり、輝いて見えると思います。

キラキラとした女神のようなオーラを放っている人には、素晴らしい出来事や素敵な人が引き寄せられます。

シンプルな波動の法則です。

チャクラのケアにもアロマが使える

身体にはエネルギーセンターといわれる「チャクラ」という場所があります。

チャクラはサンスクリット語で「車輪」「回転」という意味で、クルクルと回転しながら、身体とエネルギーフィールドを交流させ、エネルギーを出し入れしています。

ヨガをされる方は聞いたことがあるかもしれません。

わたしも知識としては知っていたものの、自分の目で見て確認はできていませんでした。

ある日、当時5歳だった息子が、チャクラの話をしてくれました。

「ママ！　ここでクルクルクル〜と小さく早くまわってると調子がいいんだけど、大きくゆっくりになってまわっていると調子があんまりよくないの」

その時に、初めて「以前、本で読んで知っていたように、チャクラは本当にまわってるんだわ～！」と感心したものです。

何も知識を持たない自分の子供に言われると、信じないわけにはいきません。

大きなチャクラは7つあるといわれ、身体の正中線に沿って存在し、それぞれのチャクラは固有の周波数を持っています。

それぞれのチャクラが調子のよい時に放っている周波数と同じ周波数のアロマを塗布することで、波動が同調し、調子がよくなっていきます。

大切なチャクラのケアにもアロマが使えるのです！

7つの主要なチャクラとアロマ

厳密に言うと、人間は何百ものエネルギーセンターを持ち合わせています。

その中でも最も主要な7つのチャクラと、それぞれのチャクラをサポートして活性化させてくれるアロマをご紹介します。

身体、感情、サトル・ボディのケアに取り入れてみてください。

★第1チャクラ（ベース・チャクラ）

背骨の基底部、会陰《えいん》（男性では陰嚢と肛門の間、女性では陰裂下端と肛門の間の部分）のある場所に位置し、人間が生きていく時に最も重要な本能の部分をつかさどっています。

生命力や行動力、情熱が足らない人はこのチャクラのケアをしてみてください。

☆対応アロマ：パチュリ、ベチバー、ミルラなど。

★第2チャクラ（セイクラル・チャクラ）

仙骨（背骨の下の方にある大きな逆三角をした骨）に位置し、性エネルギーと創造的エネルギーの中枢です。

生殖器や膀胱系の障害がある方や、作曲家、作家さんなどクリエイティブな活動をされる方におススメです。
☆対応アロマ：ローズ、クラリセージ、ジャスミンなど。

★第3チャクラ（ソーラー・プレクサス・チャクラ）

ウエスト、胃のあたりに位置し、消化器官や肝臓などの臓器と関連があります。
ストレスを感じている方や、輝くような自信がほしい方におススメです。
☆対応アロマ：レモン、グレープフルーツ、レモングラスなど。

★第4チャクラ（ハート・チャクラ）

心臓の高さに位置しており、他人や自分を大切に思う気持ちや、全宇宙とつながる無条件の愛と関連があります。

肺や心臓とも関連があります。
☆対応アロマ：ローズ、ベルガモット、メリッサなど。

★第5チャクラ（スロート・チャクラ）

鎖骨の間、くぼみの部分に位置しており、人とコミュニケーションを取ることや、自己発信することと関連があります。

ブログやフェイスブックなどのＳＮＳがニガテな方や、自分自身を生きている感覚がない人は、このチャクラがブロックされていることが多いです。

☆対応アロマ：カモミール、ペパーミント、ユーカリなど。

★第6チャクラ（ブラウ・チャクラ）

額の中央、眉間にあるといわれている「第3の目」のある場所に位置し、「本物の理解と知性」に関連があります。

集中力がなく、ぼーっとしている人や、頭を使う仕事をする人におススメです。目では見えないものを見る力、真実を見る力を目覚めさせます。

☆対応アロマ：ローズマリー、ヘリクリサム、ジュニパーなど。

★第7チャクラ（クラウン・チャクラ）

頭頂に位置しており、崇高な意識や霊性の目覚めと関連があります。

物質的な面に非常に執着している人は、このチャクラのエネルギーが足りないかもしれません。瞑想などのエネルギーワークをしていると、このチャクラがどんどん開いていきます。

☆対応アロマ：ラベンダー、フランキンセンス、サンダルウッドなど。

第7章
キラキラと輝く女神になるために

これからの生き方は、自分に正直に！

わたしがアロマを使用して行っている個人セッションで、最も多いご希望に、

「自分の生まれてきた目的を知りたい」

というものがあります。


みなさまはどうしたら生まれてきた目的がわかると思いますか？


わたしが、自分の体験を通じ、お伝えしているのは、

「大好きなことを、遠慮なくやってください！」

ということです。


わたしたちは「自分の人生ですべきこと、それをすると魂の道へ向かうこと」を「好きなこと」として、自分で設定して生まれてきています。

「大好きなことをやりたいと思う」ことは、とてもシンプルで当たり前のことです。

それを、「仕事が忙しいから」「お金がないから」「子供が小さいから」などと、あれこれ理由をつけてやらないでいると、自分が生まれる前に設定してきた「本当にすべきこと＝魂の道」へ向かっていくことができません。

実は、あれこれと「大好きなことができない理由ができる（ように見える）」のは、できない理由を自分で作っているからです。

現実はすべて自分の自作自演なのです。

では、どうしてあえて「できない理由」を作ると思いますか？

大きな理由のひとつが、「自分が設定して生まれてきたことが、もしうまくいかなかったら怖い」という恐れです。

大好きなことをやって、もしうまくいかなかったら……。これほど残念なことはありません。そのために、無意識レベルで行動を起こすことが怖くなるのです。

この恐れは潜在意識にあるため、多くの人は気づくことができません。

「大好きなことをやれば、魂の道へ進み始めますよ」とわたしがお答えすると、「自分が好きなことが何なのかがわかりません」とおっしゃる方も多いですが、これも「大好きなことが見つかるとそれをやることになってしまって怖いから、見つけないようにしておこう」と無意識で好きなことをわからなくしてしまっているのです。

恐れというものがない人はいません。どんな人でも感じるものです。

だから「怖い」と思うのは人として当たり前なのですが、その結果、無意識に「好きなことを見つけない」ようにしてしまうので、こうなると顕在意識では制御できません。

もしも、「大好きなことをやることに対して恐れがありそうだわ〜!」と思われる方は、恐れを払拭《ふっしょく》してくれる香りを使ってみてください。

代表的なものは**フランキンセンス**。

フランキンセンスを喉元やみぞおちへ2〜3滴塗布してください（キャリアオイルで薄めて使う必要がある会社の製品は、希釈して使用してください）。

「恐怖」は喉やみぞおちで感じます。怖いと思った時に首や胃がしまる感覚がするのは、そのためです。

アロマで感情を感じる感度を取り戻す

また、もうひとつ、大好きなことが何なのかをわからなくしている理由に、自分自身の「感情を感じる感度」が下がってしまっているということがあります。

わたしたちは小さいころから学校へ通い、先生の言う通りに「みんな右向け右！」で押しなべて同じように行動するように教育されています。

「今日は学校へ行く気分じゃないなぁ」と思っていても、それは許されず、毎日毎日通わなければなりません。

自分の感情を感じないようにしなければ、通えない方もいらっしゃったでしょう。

大人になってからの社会生活の中でも、感情を押し込めることを繰り返すことで、だんだんと自分の感情を感じにくくしていきます。

学生時代も仕事を始めてからも、毎日忙しく、時間に追われて生活をしてきたので、「自分がどう感じているのか」「本当は何がやりたいのか」、そんなことをあえて感じないようにしてきました。その方が都合がよかったからです。

そんなふうに「感じない」ことをずっとやってきたために、「自分の大好きなことが何なのか」というシンプルなことさえ、わからなくなっています。

そうなると、「自分の生まれてきた意味」「魂の欲求」から遠くなるばかり。

それでは悲しいですよね！

そこで、**「自分の感情を感じる感度」を取り戻すことが必要**となります。

わたしたちの身体は、何の機能にせよ、使わないと衰えていきますし、使えば使うほど洗練され目覚めていきます。

ここで、アロマの出番!!

香りを感じながら、自分の本心、感情を感じる感度を上げていくことが可能です。

★自分の感情を感じる感度を上げるアロマワーク

では、自分の感情を感じるワークを行っていきましょう。

感覚の機能は使えば使うほど、目覚めて鋭くなっていきます。

自分が本当は何を求めているのか、どう感じているのかを感じ取る練習になります。

①床に両足裏をつけ、深呼吸を何回か繰り返し心を落ち着けてから、お手持ちのアロマのボトルすべてをぼんやり眺めます。

「わたしのワークにピッタリなオイルはどれ?」と心の中でつぶやき

ながら、目についたボトルや、直感で導かれたボトルを1本選びます。

②ボトルのフタをあけ、お鼻から離れた場所（ひざの上あたりなど）からゆっくりとお鼻元へ近づけ、香りを感じながら呼吸をしていきます。

③「自分がどんな気持ちなのか」「今、どのような感覚を受け取っているのか」「本当は何かしたいのか」など、自分に聞いてありのままの感情を受け取ってください。

④受け取ったことで、気になることがあればメモしておきます（後日、耳から入ってくるふとした言葉や、偶然目にした言葉など、ハイヤーセルフ〈高次の自分〉からのメッセージとして、解決方法や進んでいく方法のヒントがやってくることもあります）。

⑤最後に全身が自然界の光り輝くエネルギーで満ちているイメージをして、ワークを終わります。

このワークを行っていると、感じる感度がどんどんと上がってきます。

魂の道へどんどん進んでいくためのアロマ

自分の本当にやるべきこと、このために生まれてきたんだ、と思えることが見つかり、そちらへ進み始めると、自然に面白いようにシンクロニシティといわれる偶然の一致が起き、がんばらなくても自然と道が開けていきます。

大好きなことをすると、ワクワクしますよね！

そのワクワクの波動が宇宙へ放たれ、その波動に引き寄せられることが起きて

いきます。

数年前にアロマ講座に来てくださっていたFさんの実例をご紹介します。

このFさんは、アロマを使うことで記憶の中枢が刺激されたのでしょう。中学生のころに歌手になりたかった、また、歌うことが大好きだったことを思い出しました。

それまでは、自分のやりたいことが本当は何なのかがよくわからず、あれこれと迷っていらっしゃいましたが、歌手になりたかったということを思い出してからは、ものすごいスピードでことが進んでいきました。

ボイストレーニングに通い始め、わずか8か月後には歌手として活動を始め、10か月でCDデビューと相成りました。

猛スピードで夢を叶えていき、まわりにいる人たちを驚かせたのです。

Fさんはまだ小さなお子さんをふたり抱えているママでもあります。子供がまだ幼くて手がかかるし、自分が歌手として本当に活躍できるんだろうか、という不安や迷いが出てきて、普通の心理状態だとそれが「足かせ」になりそうなものですが、本当にやりたいことが見つかったFさんは、誰にも止められない勢いがありました。

今でも全国各地でライブを積極的に続けていらっしゃいます。

ワクワクすること、大好きなことをやっている人のまわりには、夢を叶えて応援してくれる人が自然と集まってきます。

また、その人が生まれる前に決めてきた魂レベルでの望みを実行しようとすると、宇宙からの応援がわかりやすく入ってきます。

では、魂の道に進んでいくためのアロマをご紹介します！

CHAPTER 7

キラキラと輝く女神になるために

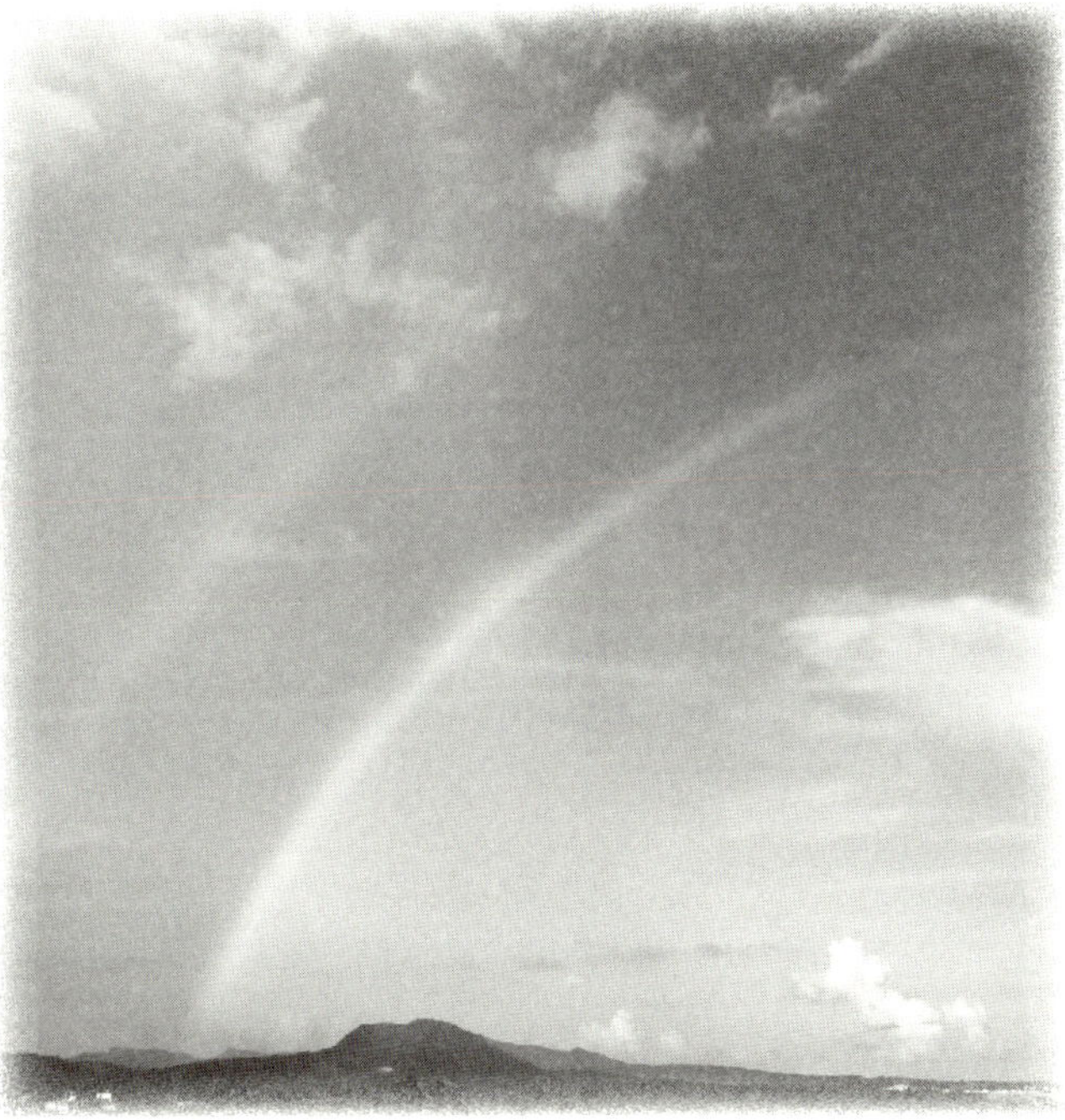

★自分のワクワクと情熱を見つけたい時に

イランイラン、オレンジ、コリアンダー、ジャスミン、シナモンなど。

おススメの塗布部分は丹田（第2チャクラ、138ページ参照）とハート（第4チャクラ、139ページ参照）。

塗布したら、手をお鼻元に近づけ深呼吸をし、香りとエネルギーを全身に取り入れてみてください。その後、下腹部に両手を置いてエネルギーを固定させます。

★夢や希望を叶えたい時に

ファー（モミの木）、メリッサなど。

足裏、頭頂部、ハートへの塗布がおススメ。

アロマを塗布した後は、手をお鼻元に近づけ、深呼吸してエネルギーを取り入れてください。

パイン（**松**）。

ご自分が一本の樹になっているイメージをしてください。夢に向かって進んでいく際に、心がぶれなくなります。

★不安や恐れを感じた時に

フランキンセンス、サンダルウッドなど。

喉（第5チャクラ、140ページ参照）やみぞおち（第3チャクラ、139ページ参照）へ塗布。

魂レベルでの望みを叶えていく時に、恐れが出てくるのは当たり前。恐れがない人はいませんので、当然の感覚です。大丈夫！

香りを塗布したら、深呼吸とともに不安や恐れを吐き出すイメージで、「ハ〜ッ」と、不要な感情を手放します。

すっきりとする感覚があるまで何回か繰り返してください。

★キラキラとしたあふれる自信がほしい時に

タンジェリン、グレープフルーツ、レモングラス（※）など。

みぞおち（第3チャクラ）への塗布がおススメです。

日本人は謙虚で、自分を強く表に出さないので、この第3チャクラが弱っている人が多くみられます。光り輝く自信は、この第3チャクラからあふれ出るので、タンジェリンやグレープフルーツなどを塗布して、みぞおちからキラキラしたエネルギーを発しているイメージをしてみてください。

★自分らしく新しいものを生み出したい、創造したい時に

ジャスミン、ヘリクリサム、ローズなど。

子宮のあたりに存在する第2チャクラ（丹田）は、「生み出す、創造する」ところ。

第2チャクラへの塗布がおススメです。

音楽活動や、芸術活動など、クリエイティブな活動をサポートするアロマたち

です。右脳を活発にし、インスピレーションをくれる香りです。

★自分を表現したい時に

ペパーミント、ユーカリなど。

喉、肺の上への塗布がおススメです。

ハートで感じたことを、そのまま表現する時にサポートしてくれます。

自己表現の形態は様々で、言葉での表現、絵やものづくり、また、広い意味でいうと、仕事そのものが自己表現です。

★豊かさを目覚めさせたい時に

シナモン、クローブ（※）、**オレンジ**など。

第2チャクラ（丹田）への塗布がおススメです。

第2チャクラは、物事を生み出すところ。また、豊かさのポイントのひとつでもあります。

シナモンとオレンジ、またはクローブとオレンジ、といった具合に組み合わせて使ってみてください。

※レモングラス、シナモン、クローブは刺激が強いオイルですので、キャリアオイルで1パーセントくらいに薄めて使用してください。

アロマテラピーで最も重要なこと

1995年阪神・淡路大震災が起きた後、PTSD（心的外傷後ストレス障害）に苦しむ方がたくさんいらっしゃいました。

心が傷つく体験をされ、時間が経ってからも強い恐怖を感じて、日常生活に支障をきたしておられたのです。

心の癒しを求める人が増え、日本でアロマテラピーが爆発的に広がりました。

その時に広まったのが、「イギリス式のアロマテラピー」で、アロマトリートメントなどに代表されるリラクゼーションが主なものです。

アロマテラピーの特集がテレビや雑誌で組まれ、流行りに乗って様々な方がアロマをお店で購入されるようになりました。

それからというもの、アロマテラピーの本来の知恵がなかなか広がらず、お値段も１００円で買えるような合成香料から作られているものが「アロマ」としてひとくくりにされ、販売されています。

本来のアロマテラピーのことに関して、よくご存じない方は、そのような品質のものを購入されて使われているかもしれません。

本書では、みなさまになじみのある呼び方である「アロマ」という言葉を使ってきましたが、本来「アロマ」とは「におい」を意味するものですので、石油から作られた合成香料でも同じく「アロマ」と呼ばれてしまいます。
一方、純度100パーセント天然のアロマというのは、正確には「エッセンシャルオイル」と呼ばれています。

旧約聖書にもイエス・キリストが植物を使って、民衆にヒーリング、癒しを行ったとの記載がありますし、古代エジプトでも植物の香りを利用し、癒しを行っている姿が壁画に残っています。
つまり、アロマテラピーは、近年流行り始めたものではなく、古代から身体や心を癒すため、また神聖な儀式を行う際の場の浄化にも使用されていたのです。

しかし、本物100パーセント、一切の混じりけのない天然のオイルではない、石油から作られた合成香料を使用したものでは、癒しが起きないだけでなく、逆に身体に悪影響を与えかねません。

アロマテラピーが普及し、エッセンシャルオイルの需要は高まりましたが、地球温暖化によって寒冷地で育つラベンダーの収穫量は落ちています。

なのに、ラベンダー精油の出荷量は増え続けているという事実。

どういうことかおわかりですよね？　本物のエッセンシャルオイルを化学物質で薄め、増量して出荷しているということです。


本書の冒頭でご紹介した、わたしが店頭のテスターで「ラベンダーを嗅いでみても、ちっとも癒されない」と感じていた理由がある時わかりました。それは、もともとわたしは合成香料がニガテだからです。

この事実を知った時、とても納得しました。


植物の生育は、その年の天候に左右されることが多いものです。

ある年は植物の出来が悪く、香りがよいエッセンシャルオイルが獲れなかったからといって、そのまま販売会社に卸すわけにはいきません。そこで、合成香料を混ぜ、香りをよくして、出荷することが行われています。
合成香料は身体に有害なことがありますので、できるだけ避けていただきたいです。

「純度100パーセント、本物のオーガニックなエッセンシャルオイルを使うこと」

これが、アロマテラピーで最も重要なことです！
ぜひ信用できる、愛のある会社が作っているものを選択してください。
素晴らしい癒しが期待できます！

アロマで波動を高めることもできる！

わたしたちは肉体だけの存在ではなく、もともとはその肉体に宿っている魂や霊的な存在であり、西洋医学の臓器だけ見て治療する方法だけでは、十分ではないとわたしは考えています。

「病気の症状を引き起こしている8～9割の原因が感情にある」といわれている事実を考えると、わかることではないでしょうか。

学生時代、体調が悪くなり、病院へ行って検査をしてもどこも悪くないと言われた経験があります。

「こんなに調子が悪いのに、なんでお医者さんにはわからないんだろう」と思うことが何回もありました。そのころは、お医者さんに行けば、不調の原因がわかる、治してもらえる、と思っていましたが、そうではないということも、その時に学びました。

その後、この仕事をするようになって、感情から症状を引き起こすことがわかり、「人間は身体だけの存在ではない。感情を癒さなければ、治らないものがたくさんあるんだ」ということを理解しました。

「感情」や「思考」にも波動があります。

感情が安定しており、幸せな気持ちでいると、高い波動を放っていることになります。その波動は、ご自分のハートやオーラ体から発信され、「波」として宇宙まで伝わっています。

純度100パーセント本物のオーガニックアロマは、高い波動、周波数を放っています。

人間の細胞は約75パーセント、脳においては約85パーセントが水であるといわれますが、その水に、アロマの高い波動が共鳴共振し、波動が高まります。

細胞の波動が高まると、身体が元気になっていきます。

どんどんとアロマを使っていただき、波動を高めていただければ、心身も元気になりますし、それに合った波動のものと共鳴し、波動の高い現象を引き寄せます。

同じ波動のものは集まる性質がありますから、同じような高い思考を持つ人たちとグループやコミュニティを作ることもできるようになります。

高い波動を持つ人たちが集まると、とても心地よい感じがします。話題も、明るく楽しいことや、誰かを応援すること、自然と地球がもっとよくなっていくことなどのポジティブな内容になります。

今、地球の波動も激動し、低い波動も高い波動も混在していますから、なるべくご自分の波動を高め、毎日幸せな感覚をつかんでいきましょう。

「ご自分の持っているよさ」をもっと高めるためにも、「好きな香り」「欲する香り」をどんどん使われるとよいでしょう。

アロマを使って、自然の高い波動に共鳴共振していきましょう。

波動の高い人は、オーラもキラキラと輝いて、女神のようになります！
そんなまぶしい女神が世界中に増えていくことを願ってやみません。

CHAPTER 7
キラキラと輝く女神になるために

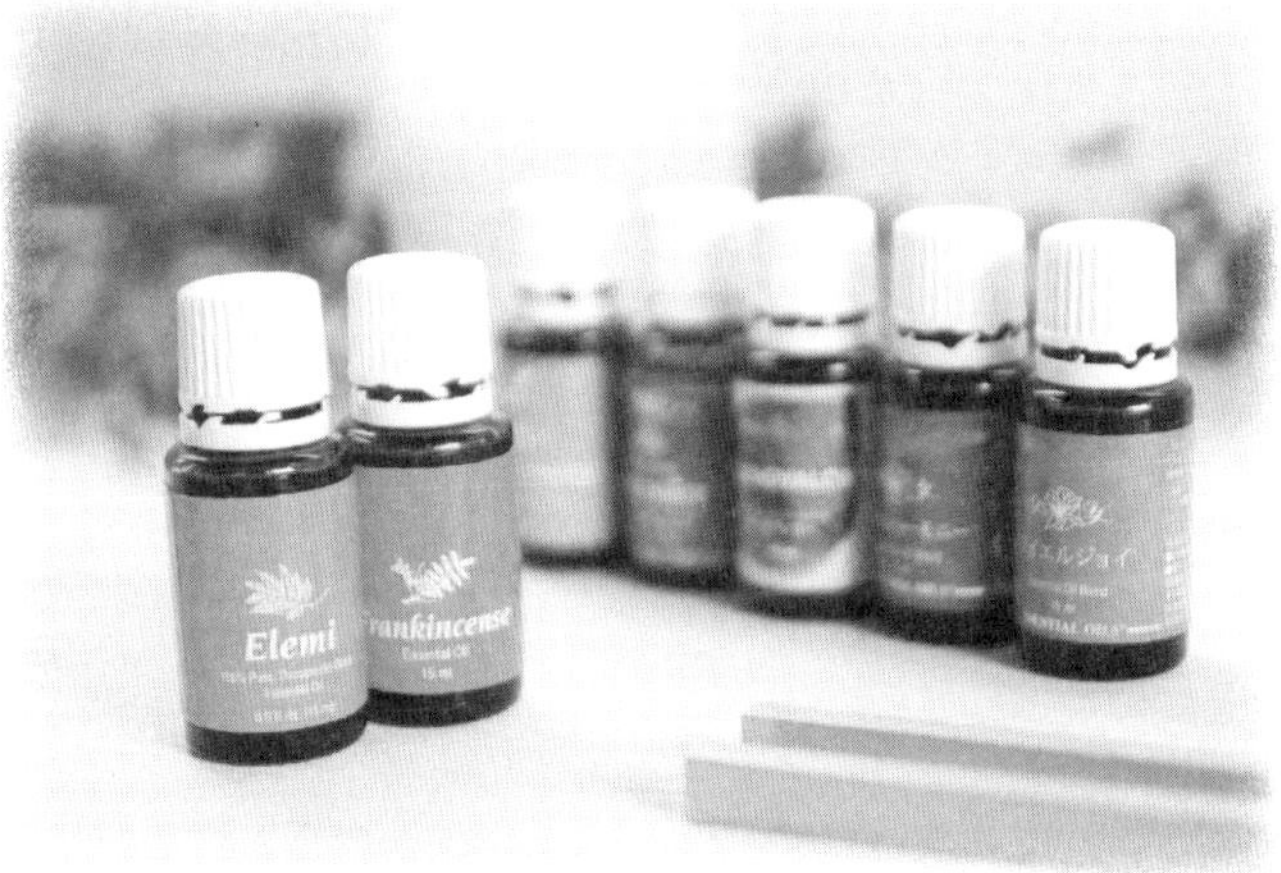

おわりに
わたしたち家族が本質に目覚めて生きられるようになった!

今から10年以上前。

わたしたちは、普通のサラリーマンである主人と、家計のためにパートで働く主婦のわたしと、幼い子供3人の家庭でした。

収入もいわゆるサラリーマンの平均という家計。別段、ぜいたくな生活をしているわけでもないのに、子供の学費を払うのもギリギリという状況で、内心「みんな、どうやって支払っているんだろう」と思っていました。

そのうち、主人が仕事のストレスが原因で、会社に行けなくなりました。

朝、布団から起き上がることができなかったのです。

神経内科へ行き、診断書を書いてもらって、会社を休むことになりました。

1～2か月ほどして、少し状態がよくなった主人は、仕事を再開しましたが、翌年またストレスのため会社に行けなくなりました。

わたしは、朝、3人の息子を保育園へ連れていき、仕事から帰って夕飯の支度、子供の世話、家事をすべてこなし、起き上がれない主人の姿を見ながら、それでも自分ががんばらねば、と奮闘していました。

ある日、このままでは自分のエネルギーがゼロになってしまう！　と危機感を抱き、何か「癒し」を自分のためにやってあげようと思い立ちました。

おわりに

わたしたち家族が本質に目覚めて生きられるようになった！

もともと香りが好きだった主人が、夜眠れない時にはアロマキャンドルをつけて、それを眺めながらやっと眠れるという状態だったので、いつも病院の帰りにヒーリングショップへ寄って、アロマキャンドルを購入していました。

そのショップにフラワーエッセンスも置いてあり、香りがニガテなわたしは、最初香りのないフラワーエッセンスを飲み始めました。

自分の癒しをスタートしたわけです。

ある日、そのショップに立ち寄った際、ふと目にとまった1枚のポスター。

それは「アロマテラピー検定」の案内でした。

香りがニガテで、ショップに置いてあるアロマのボトルをかいでみても、やっぱりダメだわ～と思っていたのに、なぜかその時には、「検定を受けてみようかな」という気持ちになりました。

アロマキャンドルがないと寝ることができなかった主人の姿を見て、香りってすごいのかも？　という気持ちがあったのだと思います。

それからというもの、アロマ検定1級、アロマテラピーアドバイザー、アロマテラピーインストラクターまで取得し、人にアロマテラピーを伝えることができるようにまでなりました。

しかし、がんばって資格を取得しても、アロマの香りは好きになれなかったのです。

おかしいですよね！　その時も「香りがニガテなのにヘンだな～わたし」と思っていました。

アロマテラピーインストラクターの勉強は、受験並みに丸暗記ばかりでちっともワクワクしませんでした。

「おかしいなぁ。アロマの勉強って、こんなにつまらないはずはない！」と日本

おわりに

わたしたち家族が本質に目覚めて生きられるようになった!

で一般に広まっているアロマテラピーの勉強に疑問を持っていた時です。
ふらりと立ち寄った本屋さんで、スピリチュアルアロマの本と出会いました。
その内容を読んだわたしは、「これよ! これ!」と心が踊らずにはいられませんでした。

それからは、もういてもたってもいられず、すぐに勉強をしに東京へ行かせてもらいました。
幼い子供たちの面倒は母と主人にお願いをして、その面白さに無我夢中になりました。

そして、その講座で初めて天然100パーセントオーガニックの飲める、直接塗布が可能な高品質のエッセンシャルオイルと出会いました。

その時の衝撃は今でも忘れられません。

本物のエッセンシャルオイルは、今までわたしが感じていた「においに対する嫌な感じ」がまったくなかったのです。

このために、アロマの勉強をしていたんだと、心の底から納得しました。どんなにたくさんの種類を塗布しても、まったく抵抗を感じない。今まで、アロマがニガテだと思っていたのは、本物１００パーセントのものではなかったから、ということも納得しました。

それからというもの、アロマの講座を開き、アロマを使ったセッションも始め、今では全国にたくさんのアロマの仲間もできました。忙しくなってきたので、パートを辞め、サラリーマンはもともと性に合わない主人も仕事を辞めて、今ではわたしの会社を手伝ってくれています。

その後、ハワイとのご縁ができ、２０１４年にはハワイ州にて会社を法人化し、

おわりに

わたしたち家族が本質に目覚めて生きられるようになった！

普通の会社員だったころの何倍も収入を得るようになりました。


わたしは本物のアロマが大好きです！

それを追求した結果、わたしたち家族は自分の道をそれぞれ生きていけるようになりました。


本当の自分に合わないこと、収入のためにやっていた仕事を手放すことができ、今では大好きなことをして生きていくことができてきています。

幼いころからアロマに触れている息子3人は、それぞれ高校生、中学生になりました。

音楽活動をしたり、陸上部で走ったり、それぞれが自分の大好きなことを見つけることができてきています。

それも、エッセンシャルオイルがいつも傍らにあったからではないかと思っています。

エッセンシャルオイルの「エッセンシャル」とは、「本質の」という意味です。


「自分の本質に戻してくれる」

「自分でないことは、力強く外してくれる」

そんなパワーがエッセンシャルオイルにはあります。


わたしたち家族の体験はもちろんのこと、全国にいる仲間が体験したことを聞いたりアロマを使い始めた方々の素晴らしい変化変容を見せていただいても、「植物の力って本当にすごいな〜！」と思わずにはいられません。


これからは、ぜひ「自分らしく生きること」を選択してください。

アロマは、いつでもあなたの傍らで素晴らしいパワーをくれます。

どうか、もっと自分らしく生きている光り輝く女神が増えますように！

おわりに

わたしたち家族が本質に目覚めて生きられるようになった！

最後になりましたが、発刊にあたり、多大なるご尽力をいただいた廣済堂出版の伊藤岳人さん、アロマテラピーの先生である原田瞳さん、ヒロコ・ヒバードさん、みなさまが来てくださるだけで癒される自宅兼サロンを設計してくださった㈱Gproportionアーキテクツの八納啓創さん、出版社とのコーディネートと様々なアドバイスをくださったTRUE GRACE㈱の早川佳宏さん、本書を手に取ってくださったみなさま、そしてわたしの愛する家族、いつも無限の愛をくれる植物にも深く感謝いたします。

植物の素晴らしい恩恵と愛とともに。

2019年3月　吉日　　竹内よし子

参考文献

『香りでナチュラル・アセンション　あなたを覚醒させる馨しい秘法』原田瞳著　総合法令出版

『自分を愛して！　病気と不調があなたに伝える〈からだ〉からのメッセージ』リズ・ブルボー著　浅岡夢二訳　ハート出版

『スピリチュアルアロマテラピー入門　精油からの素晴らしいメッセージを受け取って下さい』吉田節子著　ＢＡＢジャパン

『スピリットとアロマテラピー　東洋医学の視点から、感情と精神のバランスをとり戻す』ガブリエル・モージュイ著　前田久仁子訳　フレグランスジャーナル社

『人生の癒し　夢がかなう「セルフ・ヒーリング」のすすめ』越智啓子著　徳間書店

『新訂　目でみるからだのメカニズム』堺章著　医学書院

『パトリシア・デーヴィスのサトル・アロマテラピー　エッセンシャルオイルを使ったスピリチュアルな癒し』パトリシア・デーヴィス著　バーグ文子訳　ＢＡＢジャパン

開運アロマ®は、竹内よし子とＴＲＵＥ　ＧＲＡＣＥ㈱の登録商標です。

あなたのなかの女神が目覚める「まいにちアロマ」
曜日で楽しむ開運アロマレシピ

2019年 4月15日 第1版第1刷

著　者　竹内よし子

発行者　後藤高志
発行所　株式会社廣済堂出版
〒101-0052
東京都千代田区神田小川町2-3-13 M&Cビル7F
電話 03-6703-0964（編集）
03-6703-0962（販売）
Fax 03-6703-0963（販売）
振替 00180-0-164137
URL http://www.kosaido-pub.co.jp

印刷・製本　株式会社廣済堂

カバーイラスト　さとうあゆみ
ブックデザイン＆DTP　清原一隆（KIYO DESIGN）
企画協力　早川佳宏（TRUE GRACE）

ISBN978-4-331-52225-7 C0095